DR. MED. NADIM SRADJ, M.A.

SYSTEMTHERAPIE

DER

MACULADEGENERATION

EINE INFORMATIONSSCHRIFT

DER

SELBSTHILFEGRUPPE MACULADEGENERATION E.V.

1. Auflage Mai 1999, 2. erweiterte Auflage Januar 2000, 3.überarbeitete und erweiterte Auflage Juni 2001
ISBN 3-00-004372-1
Verlag und Vertrieb:
Buch-Service der SHG Maculadegeneration e.V.
Dr. Marion Sradj, Weinweg 7, D-93049 Regensburg / Germany
Fax: 0941 - 28711, e-mail: buchservice.shgmd.@planet-interkom.de

VORWORT ZUR 3. AUFLAGE

Die geistige Situation, in der die 3. Auflage erscheint, ist gekennzeichnet durch eine krisenhafte Stimmung wissenschaftspolitischer Auseinandersetzungen, die durch BSE (Rinderwahnsinn) und durch den Schweine-mastskandal (die Fütterung mit Hormonen und Antibiotika) ausgelöst wurde. Die Warnungen vor solchen Fehlentwicklungen und deren fatalen Konsequenzen wurden solange wie möglich ignoriert. Ähnliches erleben wir mit Problemen der Diagnostik und Therapie der Maculadegeneration. Die Dreiheit unserer gegenwärtigen Zeit ist die Klärung des Verhältnisses Mensch - Natur - Technik. Die dogmatische Orientierung der konventionellen Augenheilkunde an der Technologie hat durch den Vormarsch der Atomenergie auch in diesem Bereich eine bedenkliche Richtung eingeschlagen. Die Anwendung von kaltem Laser (PDT = photodynamische Therapie) und thermischer Lasertherapie erfährt ihre absolute Steigerung im Einsatz von Protonstrahlen (= atomare Energie!). Andererseits haben sich die Strahlenabteilungen an den deutschen

Universitätskliniken nach der Durchsetzung der Ganzheitstherapie und dem Erscheinen der 1. Auflage dieses Buches darauf geeinigt, die wesentlich harmloseren Kobaltbestrahlungen (Radiotherapie) bei Patienten mit feuchter MD nicht mehr anzuwenden. Bereits laufende Behandlungen wurden jäh abgebrochen - angeblich auf „Befehl von oben". Begründet wurde dieses mit dem Ergebnis einer eilig durchgeführten sogenannten „multizentrischen Studie", mit deren Hilfe man glaubte nachweisen zu können, daß die Radiotherapie wirkungslos sei. Allerdings ging man bei dieser Untersuchung von falschen Voraussetzungen aus: logischerweise ist eine komplexe, dynamische Erkrankung nie mit einer einzigen Methode wirkungsvoll zu behandeln. Das Ergebnis dieser Studie war bereits vor Beginn vorhersehbar: eine unzureichende Behandlung führt zwangsläufig zu unzureichenden Erfolgen.

Die Maculadegneration ist eine strukturelle, multifaktorielle Störung des gesamten Wahrnehmungssystems, d.h. auch andere Sinnesfunktionen, wie Hören, Riechen, Schmecken, Gedächtnis usw. sind mitbetroffen und bedürfen ebenso der Behandlung. Eine **Systemerkrankung** muß mit einer **System-therapie** behandelt werden, um zu einem effizienten Ergebnis zu gelangen.

Das Buch stellt seit der ersten Auflage einen Wendepunkt in der Augenheilkunde dar. Die neue Richtung ist die Biologie und die Kybernetik, nicht die reine Technologie. Konsequenz ist, daß das Arzt-Patient-Verhältnis sich weg von der Subjekt-Objekt-Spaltung hin zu einer partnerschaftlichen am Problem orientierten Kooperation zwischen Arzt und Patient entwickelt, so daß ein Gleichgewicht der Kräfte entsteht.

Biologie und Technologie befinden sich zur Zeit in einer Art kaltem Krieg, der auf Kosten der Patienten ausgetragen wird. Es ist erschrek-kend, wieviele MD-Patienten ihren desolaten Zustand bzw. ihre praktische Erblindung Ärzten verdanken, die sich einseitig auf die Chirurgie und die mechanistische Technologie verlassen haben. Selbst die neueren Technologien haben sich inzwischen von dem mechanistischen Grundgedanken abgewandt und stattdessen die Natur zum Vorbild genommen. Diese Richtung wird als „Bionik" bezeichnet.

Mit der Bildung von Selbsthilfegruppen, die Ausdruck eines veränderten, wachen Bewußtseins der Patienten sind, kommt vieles, was bisher im Verborgenen blieb, an das Licht der Öffentlichkeit. Die Entwicklung vom internen Fachwissen, von der dem Patienten normalerweise unverständlichen Fachsprache, durch die eine Art Herrschaftsbeziehung zwischen dem sogenannten „Wissenden" und dem sogenannten „Laien" begründet wurde, hin zum Allgemeinverständlichen, zum intersubjektiven Dialog ist unaufhaltsam. Die Rolle des Patienten ist heutzutage im 3. Jahrtausend n. Chr. durchaus nicht identisch mit der Rolle eines Nichtwissenden, dem jegliche Urteilskraft abgesprochen werden muß. Selbst wenn das in Einzelfällen so ist, kommt aber dem „Wissenden", dem Arzt die Aufgabe zu, das Notwendige zu Diagnose und Therapie verständlich zu machen. „Was sich überhaupt sagen läßt, läßt sich auch klar sagen", formulierte der Philosoph Wittgenstein einmal. Anders ausgedrückt gilt in der Diplomatie der Grundsatz: "Unklare Sprache ist immer auch unklares Denken". So manchem Patienten ist der Widersinn seines Augenarztes aufgefallen, der einerseits den Standpunkt vertritt, es sei „nichts zu machen", andererseits aber auf regelmäßigen Kontrollen im Abstand von drei Monaten besteht.

In der gegenwärtigen sozialen Erkenntnis-theorie (Epistemologie) sehen wir eine neue Möglichkeit einer Entwicklung vom Wahrheits-anspruch, dem Anspruch auf Objektivität und damit verbunden auf Immunität zu ethischem Handeln und demokratischer Kontrolle und Kritik.

Jede Methode hat ihre Möglichkeiten und Grenzen. Selbstverständlich auch die System-therapie. Um Hoffnung nicht in Enttäuschung zu verwandeln, ist der realistische Umgang mit den Gegebenheiten von Bedeutung. Wir ver-weisen in diesem Zusammenhang auf unsere Ausführungen über „die Erkenntnissituation zum Zeitpunkt des Erscheinens der 3. Auflage" am Ende dieses Buches (S.83). In manchen Fällen ist die Wiederholung einzelner Gedanken im Interesse der Vertiefung und Verständlichkeit der Darstellung nicht zu ver-meiden.

Im Interesse der Patienten wurde für den ersten Teil des Buches eine besonders große Schrift gewählt.

Die Selbsthilfegruppe ist in ihrer Eigenschaft als Informationsvermittler von zentraler Bedeutung. Unser Dank gilt insbesondere dem 1. Vorsitzenden, Herrn Alois Pischl, der sich seit ihrer Gründung im Jahre 1995 unermüdlich für die Belange der betroffenen Patienten eingesetzt hat. Gleichermaßen zu Dank verpflichtet sind wir dem 2. Vorsitzenden, Herrn Dipl. Psych. Werner Schönbach, der als nicht Betroffener ehrenamtlich die Interessen der SHG Maculadegeneration e.V. in der Öffentlichkeit mit großem Engagement vertritt.

Für die moralische Unterstützung unserer Aufklärungsarbeit danken wir der Vorsitzenden der Arbeitsgruppe Familie, Senioren, Frauen und Jugend der CDU/CSU- Bundestagsfraktion, Frau Maria Eichhorn, MdB, und dem ehemaligen Staatsekretär im Bayerischen Staatsministerium für Arbeit und Sozialordnung, Familie, Frauen und Gesundheit, Herrn Dr. Gerhard Merkl, sowie dem Bürgermeister der Stadt Regensburg, Herrn Gerhard Weber.

Für die finanzielle Unterstützung danken wir dem Bundesverband der AOK, den Bundesverbänden der BKK, IKK, der landwirtschaftlichen Krankenkassen, der See-Krankenkasse und der Bundesknappschaft, sowie der Selbsthilfe-Fördergemeinschaft der Ersatzkassen.

Regensburg, Mai 2001   N. Sradj

Maria Eichhorn
Mitglied des Deutschen Bundestages
Vorsitzende der Arbeitsgruppe
Familie, Senioren, Frauen und Jugend
der CDU/CSU-Bundesfraktion

Bundeshaus

Deutscher Bundestag
Platz der Republik 1
Wilhelmstr. 60
11011 Berlin
☎ (030) 227 – 7 27 87
📠 (030) 227 – 7 66 30
📧 maria.eichhorn@bundestag.de

Wahlkreis

Luitpoldstraße 14/I
93047 Regensburg
☎ (0941) 56 04 70
📠 (0941) 5 41 72
📧 maria.eichhorn@wk.bundestag.de

Maria Eichhorn, MdB · Deutscher Bundestag Platz der Republik 1 ·
Wilhelmstr. 60· 11011 Berlin

Herrn Dr.med.
Nadim Sradj, M.A.
Prüfeningerstr.40

93049 Regensburg

Berlin, den 17. Mai 2001

Grußwort

Wer seine fünf Sinne beisammen hat, kann die Dimension der Krankheit nur schwer
ermessen: Die Maculadegeneration beraubt die Betroffenen schleichend ihrer Sehkraft. Die medizinische Therapierung gelingt heute nur sehr unzureichend. Die Erkrankung trifft meist ältere Menschen, die mit zunehmendem Alter sowieso in ihrem
Bewegungsradius eingeschränkt sind sowie nach neuesten Studien zu 70 % Frauen.
Ganz wichtig ist es für Menschen, die davon betroffen sind, dass sie sich mit ebenfalls Betroffenen austauschen und dort Rat und Hilfe holen können. Es freut mich,
dass die 1995 gegründete Selbsthilfegruppe „Macualdegeneration e. V." so erfolgreich arbeitet und ein sehr positives Echo bundesweit und im Ausland erfährt. Die
dritte Auflage des hier vorliegenden Buches stellt einen guten Beweis für den erfolgreichen Dialog von Betroffenen und Nicht-Betroffenen dar. Mit dem Buch hat man ein
Forum geschaffen, das die betroffenen Menschen mit ihrem Schicksal nicht alleine
lässt, was in ihrer Situation, die immer die Gefahr der sozialen Ausgrenzung in sich
trägt ganz besonders wichtig ist.

Maria Eichhorn, MdB
Vorsitzende AG Familie, Senioren,
Frauen und Jugend

Vorwort

Im Januar 1995 wurde in Regensburg eine Selbsthilfegruppe "Maculadegeneration" gegründet. Bei dieser Durchblutungsstörung der Netzhautmitte handelt es sich um eine ernste Erkrankung, die gemeinhin als therapieresistent und schicksalhaft gilt. Für die Betroffenen bedeutet diese Diagnose nicht selten den leidvollen Weg in Richtung einer immer geringer werdenden Sehkraft, im schlimmsten Fall sogar bis hin zur völligen Erblindung.

Schon lange und in immer neuen Facetten wissen wir um die große Bedeutung von Selbsthilfegruppen für von Behinderung oder von chronischer Krankheit betroffene Menschen, finden sich doch dort gegenseitiges Verständnis, Austausch von Erfahrungen und auch konkrete Hilfen, die häufig unschätzbaren Wert haben.

Wir können in Bayern stolz sein auf die vielen Verbände und Gruppen, die sich -wie die Selbsthilfegruppe "Maculadegeneration- aus eigener Betroffenheit und aus zwischenmenschlicher Solidarität mit einer breiten Palette von Hilfeangeboten an Menschen wenden, die sich in ihrem Leben in einer Krisensituation befinden, und aus diesem Grund fundierte Hilfe seitens Dritter benötigen. Ohne ehrenamtliches Engagement ließe sich ein wirksames und am Betroffenen orientiertes Angebot von konkreten Hilfen nicht verwirklichen; die Zuschüsse des Staates würden ins Leere zielen.

Der vorliegenden Informationsschrift wünsche ich eine gute Aufnahme und die verdiente Verbreitung, beleuchtet sie doch das Thema intensiv. Diese Broschüre bietet eine wertvolle Information für eine möglichst frühzeitige Diagnose und eigenverantwortliche Auseinandersetzung mit den zur Verfügung stehenden Behandlungsmethoden.

Dr. Gerhard Merkl
Staatssekretär im
Bayerischen Staatsministerium
für Arbeit und Sozialordnung,
Familie, Frauen und Gesundheit

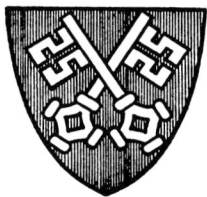

DER BÜRGERMEISTER DER STADT REGENSBURG

Grußwort

Sehr geehrte Damen und Herren,
liebe Mitglieder der Selbsthilfgruppe Maculadegeneration!

Die Herausgabe der Informationsschrift „Systemtherapie der Maculadegeneration" bereits in der 3. Auflage zeigt deutlich, dass viele Betroffene und Angehörige großen Bedarf an Information und Aufklärung über diese ernste Erkrankung haben.

Dem Regensburger Augenarzt Dr. med. Nadim Sradj ist es zu verdanken, dass sich viele Patienten in einer Selbsthilfegruppe zusammengeschlossen haben und sich gegenseitig Mut und Unterstützung geben. Wie wichtig Erfahrungsaustausch und umfassende Information in dieser Situation ist, zeigt sich immer wieder an vielen Beispielen. Gerade die Kenntnis über die Möglichkeiten der Früherkennung und der Therapie bieten Hilfe und Hoffnung.

Mit der nun vorliegenden Informationsschrift in der 3. Auflage wird der Weg der Aufklärung über die Therapien des „Regensburger Modells" konsequent weiter beschritten. Ich bin sicher, dass viele Menschen mit Sehproblemen davon profitieren werden.

Von den Vereinten Nationen wurde 2001 das „Jahr der Freiwilligen" ausgerufen. Gerade in diesem Bereich ist das ehrenamtliche Engagement vieler Helfer von besonderer Bedeutung. Mein Dank und meine Anerkennung gelten Herrn Dr. med. Nadim Sradj, M.A. und allen Damen und Herren, die zum Gelingen der Informationsschrift beigetragen haben.

Mit freundlichen Grüßen
Ihr

Gerhard Weber

Vorwort

Es gibt bei uns in Bayern ein Sprichwort: „Reden bringt Menschen zusammen". Diese einfache Weisheit war der Ausgangspunkt und ist das Ziel unserer Selbsthilfegruppe.

Als ich vor 6 Jahren meinen Augenarzt Dr. Sradj das erste Mal aufsuchte, war ich nervös, weil ich nach Auskunft der vorbehandelnden Augenärzte mit der Erblindung rechnen mußte. Dr. Sradj sah bei unserem ersten Treffen meine Psyche als wichtige Voraussetzung für eine erfolgreiche Behandlung an. Geduld und Vernunft müssen Arzt und Patient mitbringen. Dies ist die solide Grundlage für eine langfristige Zusammenarbeit insbesondere bei chronischen Erkrankungen.

Unser Patientenkreis erweiterte sich allmählich von Regensburg über Bayern bis hin zu den übrigen Bundesländern. Die Erfolge der Systemtherapie trugen dazu bei, daß zunehmend auch Patienten aus dem europäischen Ausland und aus beiden Teilen Amerikas in der Praxis anzutreffen sind.

Bedanken möchte ich mich bei Frau Maria Eichhorn, MdB, Herrn Staatssekretär a.D. Dr. Merkl und Herrn Bürgermeister Gerhard Weber für die einführenden Worte.

Mein besonderer Dank gilt Herrn Dr. Nadim Sradj für seinen unermüdlichen persönlichen Einsatz im Interesse der leidenden Patienten. Nicht zuletzt möchte ich auch Herrn W. Schönbach für seine wertvolle Mitarbeit in der Selbsthilfegruppe MD danken.

Möge diese Informationsschrift vielen Patienten und Interessenten Anregung und Hilfe geben.

Neutraubling, Mai 2001 Alois Pischl, 1. Vorsitzender
der SHG Maculadegeneration e.V.

INHALTSVERZEICHNIS

1

II. KAPITEL

III. KAPITEL

DOKUMENTATION ZUR BIO-OPHTHALMOLOGIE

STATISTICAL EVALUATION

I. KAPITEL

ZUR ORIENTIERUNG ÜBER DIE KRANKHEIT UND IHRE BEHANDLUNG

Einführung in die Thematik

Die Gründung der Selbsthilfegruppe Maculadegeneration im Jahre 1995 war Ausdruck eines Wandels im Bewußtsein der Patienten, ihrer Familie, ihrer Freunde und Nachbarn. Aber auch die Stellung des Arztes in Wirtschaft und Gesellschaft hat einen Wandel erfahren. Dieser Vorgang entspricht einem Aufklärungsprozeß, dessen Inhalt darin besteht, sich des eigenen Verstandes zu bedienen. Dadurch werden wissenschaftliche Dogmen und administrative Bevormundung eindimensionaler Fachleute und ihrer berufsständischen Vertreter in Frage gestellt. Wenn wir die offizielle Position, nämlich daß die altersbedingte MD nicht zu behandeln sei, hingenommen hätten, wäre dieses Buch nie zustande gekommen. Die konventionelle Augenheilkunde hat sich selbst Ketten angelegt, indem sie auf Methoden und Verfahren beharrte, die eine konstruktive Problemlösung nicht zulassen, wobei das Scheitern dieser Haltung bislang nicht einmal zugegeben wurde.

Die Konsequenz des allgemeinen Bewußtseinswandels ist der Wechsel des Forschungsansatzes, der nun nicht mehr auf die Laborbedingungen eingeengt wird, sondern die Gegebenheiten hinnimmt, wie sie sind und eine am Problem orientierte Lösung sucht. Dieser neue Weg ist die Biologie als Lehre von den Lebensprozessen schlechthin. Sie berücksichtigt die Lebensvorgänge von Mensch, Tier und Pflanze in ihrer Beziehung zur Natur.

Die Auffassung der traditionellen Erkenntnistheorie, der Mensch könne der Natur ihre Gesetze vorschreiben, ist Ausdruck menschlicher Arroganz. Der Ablauf biologischer Prozesse läßt sich nicht auf ein Uhrzeigerprinzip reduzieren, nicht auf Maß und Zahlen komprimieren. Er ist primär komplex, irregulär, evolutiv und nicht voraussagbar wie die Bewegung der Wolken.

Die biologische Betrachtungsweise beinhaltet die Lehre vom lebendigen Menschen, von seinem Erleben und seiner Erfahrung, von seiner Entwicklung und seiner Veränderung.

Die Bio-Ophthalmologie (biologisch orientierte Augenheilkunde) geht davon aus, daß das Auge kein reines Abbildungsorgan ist, sondern daß die Wahrnehmung im Rahmen eines umfassenden, vernetzten, vielschichtigen, senso-motorischen Systems vollzogen wird. Der Patient ist nicht die Summe quantitativer Untersuchungsergebnisse, sondern ein vernunftbegabtes Wesen, ein **Subjekt**, dessen Angaben Ausgang objektiver Erkenntnis sind.

Die Selbsthilfegruppe Maculadegeneration ist auf Grund offener und kritischer Dialoge entstanden. Sie ist das Resultat eines längeren Lernprozesses. Maculadegeneration verändert de facto die Erlebnis- und Erfahrungswelt der Betroffenen. Es ist eine Verschleierung der Tatsachen, wenn auch heute noch Patienten von ihren behandelnden Augenärzten hören, die MD führe nicht zur Erblindung. Wenn die Sehkraft auf Fingerzählen oder Hell-Dunkel-Wahrnehmung reduziert ist und die Aktivitäten des täglichen Lebens nur noch mit fremder Hilfe möglich sind, muß dies mit einer **praktischen** Erblindung gleichgesetzt werden. Selbständige Charaktere, die ihr Leben lang ihre Entscheidungen allein getroffen und ausgeführt haben, geraten zunehmend in ein Abhängigkeitsverhältnis, das psychische Blockaden auslöst und - um mit Karl Jaspers zu sprechen [1] - in eine Grenzsituation mündet.

Sensationen, eigenartige Farbempfindungen, Formverschiebungen und andere unvorstellbare Wahrnehmungsanomalien müssen als Bestandteil der Innenwelt des Menschen ernst genommen und überzeugend beantwortet werden. Die gegenwärtige biologisch orientierte Augenheilkunde steht zwischen zwei Extremen: 1. Die konventionelle dogmatische Richtung, die sogenannte Schulmedizin, mit ihren widersprüchlichen Auffassungen: die trockene MD sei überhaupt nicht, die feuchte - nur mit Laser zu behandeln. Andererseits werden durchblutungsfördernde Tabletten verordnet. Dies empfindet der Patient als paradox und wenig vertrauenserweckend. Er fühlt sich mit seiner Erkrankung allein gelassen. Die Hüter dieser Richtung sind mit ihrer autoritären Haltung überall zur Stelle, wo neue Behandlungsmethoden diskutiert werden.

2. Die sogenannte „alternative" Richtung, die von Heilpraktikern, naturheilkundlich orientierten Allgemeinärzten, Internisten und Homöopathen vertreten wird, behandelt Augenerkrankungen wie die MD, ohne instrumentell in der Lage zu sein, das Ergebnis ihrer Behandlung - wenn es denn eins gibt - zu kontrollieren.

Ebenso unverständlich ist, wenn Pharmafirmen mehrwöchige Behandlungspläne für Augenkrankheiten an Internisten, die ebenfalls keine Kontrollmöglichkeit haben, verschicken.

Neuerdings wird die sogenannte „Augenakupunktur" propagiert, wonach angeblich selbst bei Retinitis-pigmentosa-Patienten bis 60% Erfolge erzielt werden. Wo die Physik aufhört, beginnt die Metaphysik, die Spekulation und die Unkontrollierbarkeit.

Monotherapien, d.h. Einzelmethoden, - ganz gleich welchen Ansatzpunkt sie haben - werden dem komplexen, dynamischen Krankheitsbild der MD nicht gerecht. Dies beruht nicht nur auf meiner eigenen mehr als 30-jährigen Erfahrung (davon 14 Jahre mit der Behandlung der MD), sondern deckt sich auch mit den Ergebnissen von Professor. Bangerter in St. Gallen, der über eine ca. 50-jährige Erfahrung auf diesem Gebiet verfügt.

Der aufgeklärte Patient ist auf Grund seines gesunden Menschenverstandes ohne weiteres in der Lage, das Sinnvolle und das Sinnlose in Diagnostik und Therapie beurteilen zu können.

Was versteht man unter Maculadegeneration?

Die Macula, die Stelle des schärfsten Sehens, liegt in der Mitte der Netzhaut. Sie ist verantwortlich für die normale Sehschärfe, das Farbsehen und die sichere Orientierung im Raum (Fixationslinie geradeaus). Physiologisch gesehen, ist die Macula ein multicorticales, trineuronales und bivasculäres, ausgewogenes sensitives dynamisches System, nicht ein scharf abgrenzbarer, fixierter Punkt.

Die altersbedingte Maculadegeneration (**MD**) ist primär ein allgemeiner Abbauprozeß des Wahrnehmungssystems und nicht, wie gemeinhin angenommen wird, eine reine Durchblutungsstörung, obwohl das äußere Erscheinungsbild dieser Erkrankung (Gefäßverkalkung, Ödeme, Ablagerungen und Blutungen) den Anschein erweckt.

Die neueren Forschungsergebnisse deuten daraufhin, daß als **Hauptursache der MD** eine **neuronale Fehlsteuerung des visuellen Systems** angenommen werden muß.

Die Erkrankung der Gefäße ist also die *Folge* dieser Fehlsteuerung.

Wer ist betroffen ?

In der Regel tritt die MD überwiegend bei älteren Menschen ab ca. 65 Jahren auf. Familiäre Belastungen können hierbei eine Rolle spielen. Auffällig ist, daß die überwiegende Mehrheit unserer Patienten helläugig und blond, d.h. relativ pigmentarm ist.

In der Bundesrepublik Deutschland sind nach neuesten Schätzungen derzeit ca. 1-2 Millionen Menschen von der altersbedingten Maculadegeneration betroffen. Infolge des zunehmend hohen Alters unserer Bevölkerung wird eine kontinuierliche Zunahme von Maculadegenerationen erwartet. Bis zum Jahr 2030 wird nach Schätzung von Experten die altersbedingte Maculadegeneration häufigste Ursache der starken Sehstörungen sein. (vgl. Ophthalmologische Nachrichten 10/97)

Risikogruppen sind unter anderem Patienten mit Stoffwechselkrankheiten (Niere, Leber), Bluthochdruck und Zuckerkrankheit.

Was bedeutet die Diagnose „MD" für den Patienten ?

Mit dem Begriff „Maculadegeneration" verbindet man eine irreversible Entartung, d.h. ein Absterben der zentralen Netzhautzellen (insges. ca. 6 Millionen Zapfen in der Netzhautmitte), einen Abbauprozeß, der in manchen Fällen rapide, in anderen eher langsam fortschreitet. Es muß darauf hingewiesen werden, daß die häufig verbreitete Behauptung, an der MD könne man nicht erblinden, unrichtig ist. Tatsache ist vielmehr, daß eine unbehandelte MD zum **Verlust der Lese- und Schreibfähigkeit** führt und damit zur **Abhängigkeit** von anderen Personen. Dies erstreckt sich darüberhinaus bis zu den einfachsten Handlungen des täglichen Lebens, wie essen, oder die Verrichtungen in Bad und Toilette. Diese Grenzsituation führt häufig zu **Depressionen**, durch die ein Selbstzerstörungsprogramm der Zellen (**Apoptose**) eingeleitet werden kann.
Nicolai Stevenson beschreibt in seinem Beitrag „The Patient's Viewpoint" eindrucksvoll die verzweifelte Situation des MD-Patienten:
"Cognizant of the futility of our efforts, we search

in vain for words that will transform the patient's grief and frustration to peaceful acceptance of the inevitable. (....) As our eyesight grows dim, there also comes a great loss of self-esteem."[2] (In Kenntnis der Nichtigkeit unserer Bemühungen suchen wir vergeblich nach Worten, die die Sorge und Frustration des Patienten in friedvolle Akzeptanz des Unvermeidlichen verwandeln könnten. (...) Mit dem Schwächerwerden unseres Augenlichtes geht ein großer Verlust der Selbstachtung einher.)

Die bisher übliche (angeblich „wissenschaftlich gesicherte") Behandlungsmethode war in allen Stadien der Erkrankung die Gefäßerweiterung mit Tabletten oder Infusionen.[3] Dies hat sich jedoch als nicht richtig erwiesen, da die Aktivierung von bereits brüchigen Gefäßen zu vermehrten Blutungen oder Ödembildungen führen kann (Gefahr des Umschlagens der trockenen (reversiblen) - in eine feuchte (irre-versible) MD. Die Erklärung für diese Tatsache gibt der zweite Satz der Thermodynamik (**Entropie**), wonach komplexe, instabile Systeme durch Hinzufügen zusätzlicher (artifizi-eller) Energie dekompensiert werden. Zudem handelt es sich bei der Gefäßtherapie um die Behandlung von Symptomen und nicht der Ursache der MD. (Näheres vgl. unten in Teil II)

Was sind die ersten Anzeichen ?

Als **Frühsignale** der Maculadegeneration konnten Beeinträchtigungen anderer Sinnes-organe beobachtet werden, in deren Folge Gesichtsfeldausfälle, Kopfschmerzen, Migräne, Hörstörungen, Geschmacksbeeinträchtigungen, Gedächtnisstörungen usw. auftreten.
(vgl. Farb-Abb.: F1)

Das **Nachlassen der Sehschärfe** für Nähe oder Ferne, insbesondere die **Störung des zentralen Sehens** (Unschärfen oder dunkle Flecken in der Bildmitte) aber auch eine verlängerte Anpassung zwischen Hell und Dunkel können ein erster Hinweis für das Vorliegen einer MD sein. Beim Auftreten solcher Störungen sollten unverzüglich ein Augenarzt konsultiert und - steht die Diagnose „Maculadegeneration" fest - Behandlungsmöglichkeiten erfragt werden.

Der **Verlauf der Erkrankung** ist bei älteren Menschen in der Regel schleichend. Die

Leistungsfähigkeit des Zentralnervensystems läßt im Alter nach. Die oben erwähnten Beeinträchtigungen der Sinnesfunktionen werden leider häufig nicht als Frühsignale wahrgenommen, weil der alternde Mensch sich zunächst auf seine Gewohnheiten und sein optisches Gedächtnis verläßt. **Akute Erkrankungen** wie Blutdruckerhöhung, Zucker oder Stoffwechselstörungen können -insbesondere bei familiärer Belastung- Auslöser einer MD sein. Hierbei ist auch auf die Leber- und Nierenfunktion zu achten.

Im späteren Stadium der MD treten **Verbiegungen gerader Linien** (Metamorphopsie) (vgl. Abb. 1) oder **spontane Farbempfindungen** (gelb oder grün = Dyschromatopsie) auf.

Bei Fortschreiten der Erkrankung treten auch soziale Schwierigkeiten, wie z.B. das Übersehen bekannter Personen auf der Straße, oder Nachteile, die durch die Unfähigkeit des Patienten, Geldscheine zu erkennen oder die eigenen Kontoauszüge zu lesen, entstehen können, auf.

Die verschiedenen Stadien der MD

1. Bei fortgeschrittener Verhärtung bis Ver-kalkung der Netzhautgefäße (Sklerose) verringert sich die Sehschärfe von 100% auf ca. 75%, das Gesichtsfeld engt sich zunächst geringfügig ein und die Reaktionsfähigkeit läßt nach, ohne, daß organische Veränderungen an der Macula sichtbar werden. In diesem **Vorstadium** reichen milde biologische Präparate zur Anregung des Stoffwechsels aus. (Abb.2)

2. Die **trockene Maculadegeneration**, die vielfach für unbehandelbar erklärt wird, ist mit relativ guten Aussichten auf Erfolg zu behandeln. Voraussetzung ist allerdings, daß die Patienten die Frühsignale (s.o.) ernst nehmen und die Konsequenz daraus ziehen, sich **rechtzeitig** behandeln zu lassen. Es sollte keinesfalls abgewartet werden, bis die Sehkraft auf einen Rest von 20-30% abgesunken ist !
Die Gefahr der trockenen MD ist, daß sie langsam, oder bei Hinzutreten akuter Erkrankungen (Operationen, Unfälle oder sogar schwerer Erkältung) auch plötzlich in die feuchte MD umschlagen kann.

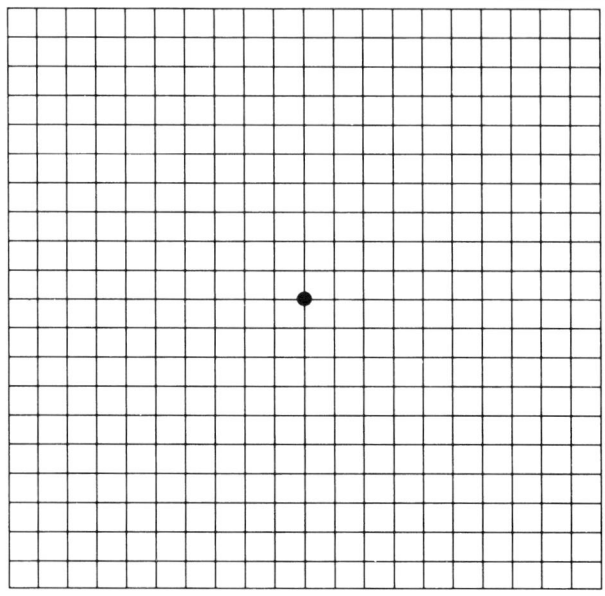

So benutzen Sie die Tafel richtig:

● Benutzen Sie die Tafel

  – bei heller Beleuchtung
  – im Leseabstand von 30 cm
  – mit Lesebrille

● Decken Sie ein Auge ab

● Fixieren Sie den Mittelpunkt

● Achten Sie auf Unregelmäßigkeiten im Gittermuster
  (Verzerrungen, Wellenlinien, Größenunterschiede,
  fehlende Quadrate)

● Untersuchen Sie das andere Auge.

Abb.1: Amsler Test: Bei der Beobachtung der waagerechten und senkrechten Linien kann durch die Maculadegeneration eine Verbiegung bis Verschiebung der Linien eintreten. Bei Zunahme der Deformationen ist eine Verschlechterung des Krankheitsbildes anzunehmen.

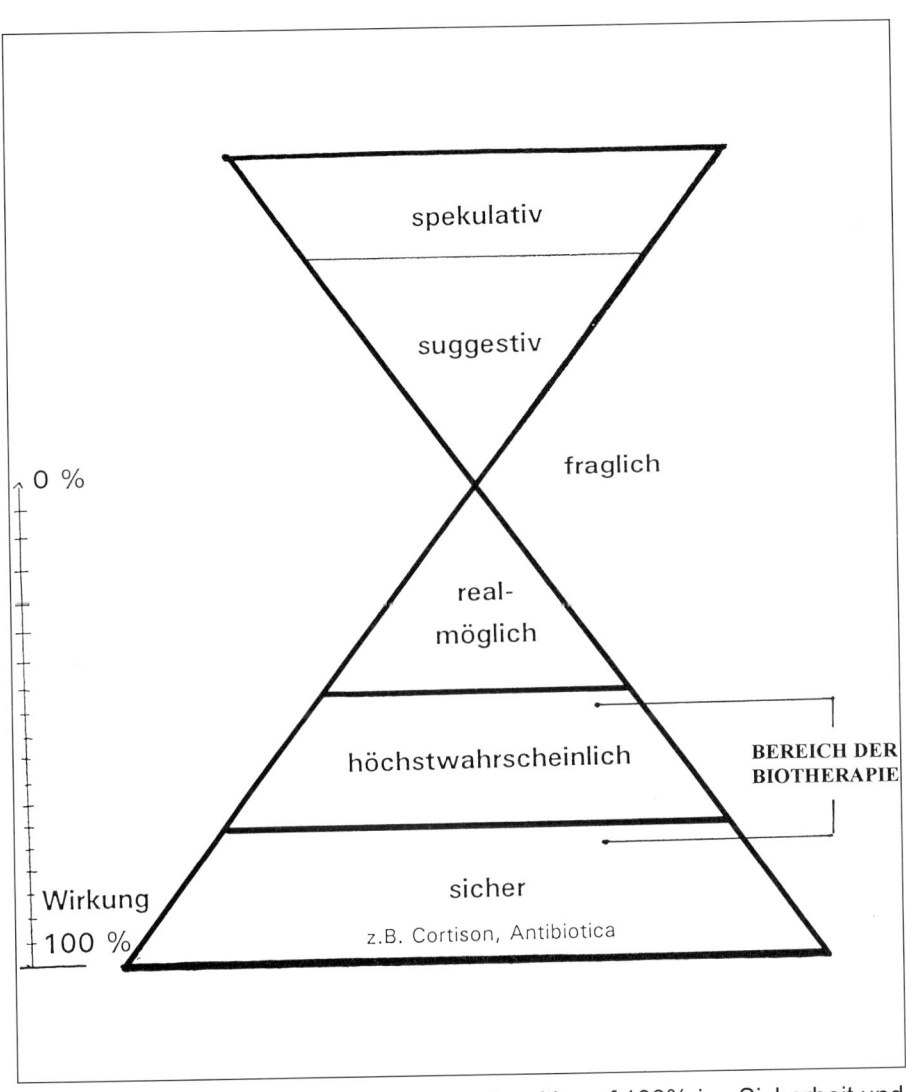

Abb. 2: Während die klinische Therapie einseitig auf 100%-ige Sicherheit und Wirksamkeit der Medikation - unter Inkaufnahme der entsprechenden Nebenwirkungen - setzt, erstrebt die Naturheilkunde ebenfalls höchstmögliche Wirkung mit milderen Mitteln. Sie erweitert aber die Bandbreite der Wirkungsmöglichkeiten über den sicheren Bereich hinaus in die Bereiche des Wahrscheinlichen und Real-Möglichen.

19

Die Ursache der trockenen MD ist in der Regel **keine** Durchblutungsstörung! Ausnahme hiervon sind Stoffwechselkrankheiten, Hochdruck, oder Hepatho- oder Nephropathie (Leber- und Nierenerkrankungen).

Bei der **trockenen** Maculadegeneration ist **keine Bestrahlung** notwendig.(Farb-Abb.: F2)

3. Schreitet die neuro-corticale Störung fort, so entwickelt sich die **feuchte Maculadegeneration**. (Farb-Abb.: F3) Die Gefäße werden brüchig und durchlässig, so daß Ödeme und Blutungen entstehen, die die Funktion der Netzhaut stark beeinträchtigen. Im Verlauf dieser Entwicklung kommt es zu Ablagerungen und Gefäßwucherungen, die irreversible Züge annehmen. Dieser Vorgang äußert sich in einer zunehmenden Verschleierung des Sehens bis hin zum abrupten Abfall der Sehfunktionen. Mit anderen Worten: während bei der trockenen Maculadegeneration das Sehen nur langsam und schleichend schlechter wird und vielfach durch Gewohnheit und Intelligenz ausgeglichen werden kann, erfährt der Patient bei der feuchten Maculadegeneration einen dramatischen, zunächst unerklärlichen Sehverlust innerhalb weniger Wochen. Die Netzhaut droht durch

innere Prozesse zu ertrinken. Dies geht einher mit Verzerrtsehen (Metamorphopsie), wobei gerade Linien als gebogen oder unterbrochen erscheinen, und mit dem Verlust des Farberkennens. Zeitweise kommt es auch zu einer spontanen Wahrnehmung von Farbflecken, vorzugsweise von gelb oder grün. Dies nennt man „entoptisches Phänomen", d.h. es handelt sich um eine innere Reizung der Nervenzellen.

Die Behandlung in diesem Stadium erfolgt in mehreren Schritten:

Falls bislang gefäßerweiternde Mittel eingenommen worden sind, muß diese Therapie eingestellt werden! Ebenso ist die intravenöse Behandlung aus augenärztlicher Sicht kontraindiziert. In Grenzfällen ist bei Vorliegen allgemeiner Durchblutungsstörungen eine Rücksprache mit dem Hausarzt bzw. dem behandelnden Internisten erforderlich.

Welche Behandlungsmöglichkeiten gibt es?

Als wir Ende der achtziger Jahre des vorigen Jahrhunderts mit der Behandlung der Maculadegeneration begannen, erfreute sich dieses Thema noch nicht des öffentlichen Interesses. Dies hat sich inzwischen grundlegend geändert.

Neuerdings schießen Behandlungsmöglichkeiten der Maculadegeneration wie Pilze aus dem Boden - eine „Sensation" nach der anderen. Die meisten sind jedoch noch nicht über das Versuchsstadium hinaus auch wenn - unserer Meinung nach meist voreilig - oft schon nach wenigen Wochen die Resultate in den Medien gepriesen werden. Die Nachteile dieser Verfahren, ebenso wie die Mißerfolge, zeigen sich häufig erst nach einem längeren Zeitraum, wenn sich Vernarbungen und Schrumpfungen bemerkbar machen.

Andere Verfahren wie beispielsweise die Mikrochip-Implantation sind auch nach vielen Jahren noch nicht über das Stadium der Zukunftsprojektion hinaus gekommen. Noch immer heißt es vielleicht in fünf bis zehn Jahren könne auf diese Weise geholfen werden. Solche Versprechungen sind aber für **jetzt** davon Betroffene, deren Sehkraft bereits spürbar abnimmt, wenig hilfreich.

Im Gegensatz zu der häufig vertretenen Ansicht, die MD sei nicht behandelbar, wissen wir heute, daß es sehr wohl Chancen einer Behandlung gibt, die allerdings an bestimmte Bedingungen geknüpft sind:
Entscheidend ist vor allem das **Stadium** der Krankheit. Grundsätzlich gilt: **je früher man mit der Behandlung beginnt, desto größer sind die Erfolgschancen**. Bei trockener MD mit einer Sehkraft von mindestens 50% ist mit einer Stabilisierung bzw. einer leichten Verbesserung zu rechnen.
Im fortgeschrittenen Stadium, wenn die Seh-schärfe nur noch ca. 10% beträgt, kann lediglich eine defensive Strategie, d.h. eine Verzögerung des Krankheitsverlaufes erwartet werden.
Die psychologische Motivation des Patienten, d.h. seine Bereitschaft zur Mitarbeit, die indivi-duelle körperliche Verfassung und auch das Alter sind von entscheidender Bedeutung. Früher nannte man die altersbedingte Macula-degeneration **„senile" MD**, weil sie mit einer Cerebralsklerose einhergehen kann. In solchen Fällen ist jeglicher Therapieversuch aussichts-los, da der Patient den Ernst seiner Situation nicht mehr erkennen kann und allenfalls nach einer besseren Brille verlangt.

Grundsätzlich unterscheidet man zwischen der **chirurgischen** und der **konservativen** Therapie.

Chirurgische Verfahren:

(1.) Die operative Entfernung von Blutungen und Ablagerungen sowie Gefäßneubildungen mit oder ohne Glaskörperchirurgie (Vitrektomie) mit dem Ziel, die Funktionen des Auges wieder-herzustellen, ist eine Möglichkeit, Schäden zu beheben. Zu den chirurgischen Maßnahmen ge-hört auch die Entfernung von Membranen, die sich vor der Macula bilden können. Ein Teil der Metamorphopsien kann dadurch zurückgehen.

(2.) Die Rotation der Netzhaut
bei gegenläufiger Verrollung des Augapfels hat zum Ziel, gesunde Nerven aus der Umgebung in die Zone der defekten Macula zu verlagern. In der Regel sind mehrere Operationen erforder-lich, was ein erhöhtes Risiko der postoperativen Komplikationen mit sich bringt.
Darüberhinaus besteht die Gefahr, durch die Drehung des Augapfels ein Rollungsschielen (Cyclotropie) auszulösen, - eine sensorische

Komplikation, die wie jeder, der sich mit diesem Krankheitsbild näher befasst hat, weiß, kaum vollständig zu beheben sein dürfte, zumal eine Prismenkorrektur die Verrollung nicht ausgleichen kann. Ein Ausgleich der postoperativen Doppelbilder ist durch die kompensatorische Gegenrollung des Kopfes möglich. Allerdings zieht das voraussichtlich die Problematik des Schiefhalses nach sich. [4]

(3.) **Die Implantationschirurgie**
wird als Einpflanzen von Mikrochips (Farb-Abb.: F4), das als „Verfahren der Zukunft" propagiert wird, und als Implantation von Gewebe durchgeführt.
Bei dem erstgenannten Verfahren ist die Problematik allergischer Reaktionen, wie sie auch bei intraoculären Implantaten, wie Healon auftritt, zu bedenken. Diese Neuralprothese soll in der Lage sein, visuelle Informationen in elektrische Impulse zu verwandeln und diese zum Gehirn weiterzuleiten. Voraussetzung hierfür ist jedoch die normale Funktion der Ganglionzellen im Cortex (Hirnrinde), die bei Patienten mit fortgeschrittener MD häufig nicht mehr gewährleistet ist. [6]

Das Implantieren von Zellen in die Macula durch das Auge hindurch erscheint uns ebenfalls zu risikoreich.

Auch die neueren Ergebnisse der Implantations-chirurgie (Einpflanzung von embryonalem retinalem Pigmentepithel in den Bereich der Macula) zeigen, daß sie nicht hält, was sie verspricht. Die kürzlich in Ocular Surgery News [5] veröffentlichte Statistik bezieht sich auf **9 Fälle**, von denen 6 nach der Operation unveränderte Sehschärfe aufwiesen und 3 eine Verschlechterung feststellten. Abgesehen von der sehr geringen Anzahl der noch als Experimente zu bezeichnenden Fälle, kann man bei solchen Ergebnissen nicht gerade von Erfolgen sprechen. Die Behauptung, diese Chirurgie sei eine „kausale Therapie" ist darüberhinaus im Ansatz unrichtig.

(4.) **Laserchirurgie**

Die verschiedenen Formen der Laserchirurgie zum Verschweißen brüchiger Gefäße bzw. von Gefäßneubildungen (Neo-Vascularisation) sind fern der Fovea (Stelle des schärfsten Sehens) indiziert. Zur Behandlung der Maculadegeneration wegen ihrer gravierenden Nebenwirkun-

26

gen (irreparable Schädigungen und Vernarbungen des Nachbargewebes) sind sie jedoch nicht zu empfehlen.

(5.) Die photodynamische Therapie

Die neuerdings viel propagierte photo-dynamische Therapie, die eine toxische Reaktion eines zuvor intravenös verabreichten Farb-stoffes mit dem **kalten Laserstrahl** auslöst und dadurch die neugebildeten Gefäße verschließen soll, ist lediglich bei einem sehr geringen Teil der von Maculadegeneration Betroffenen anwendbar. In der Regel sind ca. 85% der Maculadegenerationen trocken und 15% feucht. Von diesem 15% wiederum 2-3% sind für die PDT geeignet. Die bisher beobachteten Ergebnisse von einigen wenigen Fällen sind sehr unterschiedlich: ca. die Hälfte der Patienten gab an, mit dem Ergebnis zufrieden zu sein, obwohl objektiv gesehen keine Veränderung der Sehkraft erreicht worden war. Bei der anderen Hälfte bildeten sich durch die PDT auf der Netzhaut Vernarbungen und diffuse Ödeme, die mit einer Verschlechterung der Sehschärfe einhergehen und daher als irreversible Schäden bezeichnet werden müssen. So betrachtet, scheint nicht nur der thermische Laser, sondern auch der kalte Laser der PDT schädigende Nebenwirkungen zu verursachen.

Im Gegensatz zu der in dem Beitrag „Visudyne therapy in a retinal practice in the UK" [7] veröffentlichten Behauptung, die photodynamische Therapie habe bislang zu keiner Verschlechterung der Sehschärfe geführt, kann dies aus unserer Sicht nicht bestätigt werden. Wir haben bereits mehrere Fälle gesehen, deren Sehkraft nach der PDT merklich zurückgegangen war.

Es ist im übrigen daraufhinzuweisen, daß auch die photodynamische Therapie wiederholt werden muß. Sie ist also kein Verfahren, das nur einmalig angewendet wird.

(6.) Die Methode Filatovs

ist ein Verfahren zur Implantation von Plazenta- oder Nabelschnurgewebe neben dem Auge (parabulbär nach Filatov). Diese Entdeckung Filatovs war zu seiner Zeit (ca. 1935) geradezu revolutionär, wurde jedoch durch die technischen Errungenschaften im Westen in den Hintergrund gedrängt. (Näheres hierzu vgl. „Möglichkeiten der Naturheilkunde bei Maculadegeneration" in Kapitel III)

(7). **Die regenerative Chirurgie**

Das Einpflanzen von vitalem Gewebe zwischen Aderhaut und Netzhaut am hinteren Pol des Auges durch mikrochirurgischen Eingriff (nach Muldashev, Ufa, Russland), ist eine wirkungsvolle und schonendere Methode, die jedoch ohne die großen Forschungslaboratorien mit hochspezialisierten Anatomen, Physiologen, Pathologen und ophthalmologischen Chirurgen, wie sie in Ufa zu finden sind, anderwärts nicht durchführbar ist.

Konservative Verfahren:

(1.) **Gefäßerweiternde Mittel**

Die Verwendung von Vasoactiva (pflanzlich oder synthetisch) zur Erweiterung der Gefäße (Tablettentherapie) und von Infusionen (intravenöse Therapie) zur Verbesserung der Durchblutung hat sich nicht nur nicht bewährt. In zahlreichen Fällen wurde der Umschlag von der trockenen MD in die feuchte MD rapide beschleunigt. Versuche, die Ödeme und Blutungen mit Hilfe von Entwässerungstabletten wie Diamox zu beseitigen, haben die Situation nur noch verschlimmert.

Dem liegt die inzwischen überholte Vorstellung von der MD als „ reine Durchblutungsstörung" zu Grunde.

(2.) **Akupunktur**

kann in bestimmten Fällen subjektive Verbesserungen erreichen. Positive Ergebnisse dieser Therapie sprechen dafür, daß die MD nicht ausschließlich eine Gefäßerkrankung ist. Vielmehr sind neuronale Fehlsteuerungen mitbeteiligt.

Als **einzige** Behandlungsart ist die Akupunktur gegen Maculadegeneration **nicht** wirkungsvoll genug. Dies gilt insbesondere dann, wenn eine Neuritis im Kopfbereich als Begleiterkrankung vorliegt. In solchen Fällen muß sogar mit einer Verschlechterung des Zustandes nach Akupunktur gerechnet werden.

Vielfach wird die Akupunktur von Allgemeinmedizinern und Heilpraktikern durchgeführt. Wenn es sich um die Behandlung von Augenerkrankungen handelt, ist Vorsicht geboten. In jedem Fall bedarf es vor und während der Behandlung eingehender augenärztlicher Kontrollen, wie z.B. Visus, Gesichtsfeld, Kontrollen des Vorderabschnitte und des Augenhintergrundes, sowie die sensomotorische Analyse der 6 Augenmuskeln. Darüberhinaus sind gründliche neuro-ophthalmologische Kenntnisse erforderlich, zumal 7 von 12 Hauptnerven des Körpers an der Funktion des Bewegungsapparates des Auges beteiligt sind.

(3.) Vitamine, Spurenelemente und Gemüse

Zweifellos hat eine gesunde ausgewogene und vitaminreiche Ernährung einen positiven Einfluß auf die Funktionen des Körpers. Sie sollte in jedem Fall Grundlage der Lebensführung sein. Eine Heilung oder effiziente Beeinflussung einer Maculadegeneration kann man selbst bei höchster Dosierung nicht erwarten. Die wertvollen Stoffe verteilen sich im gesamten Körper und gelangen nur zu einem sehr geringen Teil in die Augengegend. Empfehlungen wie Brokkoli, Spinatsaft und sonstige Gemüse zur MD-Behandlung sind ebenso wenig wirksam, wie das umfangreiche Gymnastikprogramm, das in dem amerikanischen MDHandbuch [8] empfohlen wird. All dies sind unterstützende Hilfsmittel, die sicherlich zum allgemeinen körperlichen Wohlbefinden beitragen können, als gezielte Behandlungsmöglichkeit kann man sie jedoch nicht gelten lassen.

Allerdings sind hausärztliche und internistische Kontrollen des Blutes unerläßlich, um eventuellen Mangelerscheinungen in jedem Fall wirkungsvoll entgegenzuwirken.

Als begleitende Maßnahme - parallel oder in den Intervallen zwischen augenärztlichen Therapien - haben Beratungen und Behandlungen von naturheilkundlichen Ärzten und Heilpraktikern durchaus ihre Berechtigung. Eine gute Zusammenarbeit kann dem Patienten nur zweckdienlich sein.

4. die Systemtherapie

bestehend aus einer Kombination von parabulbären Injektionen, Neuraltherapie und Ohrakupunktur. Die Spritzen werden nach Oberflächen- und Tiefenanästhesie **neben dem Auge** bzw. subconjunctival (d.h. unter die Bindehaut) verabreicht. Wichtig ist hierbei daraufhinzuweisen, daß der Augapfel selbst nicht berührt wird! Mit anderen Worten: die Spritzen werden **neben** dem Auge, **nicht in das Auge** gegeben!

Die Neuraltherapie im Kopfbereich ist wegen der neuronalen Genese der MD von besonderer Bedeutung, Ziel der Neuraltherapie ist die Behandlung der entzündlichen und dysfunktionalen, cortical-zentralen und peripher-oculären Elemente des visuellen Systems, d.h. der sensorischen Elemente, die Koordination zwischen Auge und Hinterkopf herstellen und aufrechterhalten.

Entwicklungsgeschichtlich ist das Auge als vorgeschobener Hirnteil (protrusio cerebri) zu sehen, weshalb unterstützend Schädel- und Ohrakupunktur hinzukommen.

Bei feuchter Maculadegeneration wird zusätzlich eine schwach dosierte Kobaltbestrahlung empfohlen (vgl. unten „Regensburger Modell").

Hinzu kommen resorptionsfördernde Maßnahmen, Augenbewegungsübungen und Farbübungen.

Die MD ist, wie bereits mehrfach erwähnt, ein komplexes dynamisches Krankheitsgeschehen. Demzufolge muß bei der Wahl der Behandlung zwischen den unterschiedlichen Stadien bzw. Formen der Erkrankung differenziert werden und gleichzeitig eventuelle Allgemeinerkrankungen in die Betrachtung miteinbezogen werden. Eine einzige Behandlungsmethode ist keinesfalls ausreichend, um spürbare und nachweisbare Ergebnisse zu erzielen.

Entscheidungshilfe

Welche Therapieform ist die richtige ?

Grundsätzlich ist dem Patienten zu raten :

- **Vor** einer geplanten Behandlung Informationen über Erfolg oder Mißerfolg einzuholen. Es ist jedoch widersinnig, die **Konkurrenten** des Behandlers zu befragen wie das vielfach geschieht. Wer fragt schon einen Bäcker, ob die Brötchen seines Konkurrenten besser seien, als seine eigenen? Die Antwort wäre vorhersehbar. Patienten, die bereits eigene Erfahrungen bezüglich Erfolg oder Mißerfolg mit einerbestimmten Methode gemacht haben, sind die besseren Informanten! In Selbsthilfegruppen finden sich immer diesbezügliche Ansprechpartner.

- Vor jeder Behandlung sollte auch sichergestellt sein, daß mögliche durch diese verursachte Schäden vom Operateur bzw. Behandler wieder behoben werden können. **Nicht** der Patient, sondern der Operateur muß die Verantwortung für die Folgen übernehmen (Verursacherprinzip). Kann er dies nicht zusichern, sollte man bedenken, daß u.U. mit Schäden gerechnet werden muß, die nicht wieder zu beheben sind. Hierzu muß man wissen, daß in Deutschland insbesondere chirurgische Verfahren praktiziert werden, die in den USA als zu riskant und daher als offiziell nicht föderungswürdig gelten.

- Grundsätzlich sollte man sich nicht zu schnellen Entscheidungen drängen lassen, sondern in aller Ruhe die Gründe, die dafür und die dagegen sprechen könnten, gegeneinander abwägen. Einer Behandlungsmethode, deren Vorgehensweise und deren Konsequenzen für den Patienten bzw. seine Angehörigen nicht nachvollziehbar sind, sollte nicht voreilig zugestimmt werden.

Vorsicht ist insbesondere da geboten, wenn mehrere - teilweise einander widersprechende Behandlungsmethoden „ausprobiert" werden. Die Augen sind als Objekt für Experimente nicht geeignet. Wenn ohne Koordination neben einer konservativen Behandlung gleichzeitig oder in direktem Anschluß eine Lasertherapie (auch Photodynamische Therapie), die Langzeiteinnahme von entwässernden Präparaten (wie z.B. Diamox bei feuchter MD), eine Akupunkturbehandlung an angeblich neuentdeckten

Punkten durchgeführt und vielleicht sogar die Empfehlungen eines Schamanen eingeholt werden, sind die Ergebnisse häufig ernüchternd bis katastrophal.

Die ganzheitliche Behandlung des Wahrnehmungssystems

Die **Systemtherapie** ist eine Intervention, die einer klinischen Behandlung gleichzusetzen ist. Sie besteht aus einem Bündel von Maßnahmen, die dem jeweiligen individuellen Fall und Zustand angepaßt werden müssen. Aus diesem Grunde ist ein Behandlungsschema mit „Tips und Tricks", wie das manche Kollegen und Heilpraktiker erwarten, nicht festlegbar. Im einzelnen besteht die Therapie aus: parabulbären oder subconjunctivalen Injektionen (Spritzen neben dem Auge oder unter die Bindehaut) nach sorgfältiger vorheriger lokaler Betäubung. Auf diese Weise werden organspezifische, hochmolekulare Proteine zur Ankurbelung des Stoffwechsels und als Katalysatoren, Lymphstoffe zur Stabilisierung des Immunsystems und zur Drainage von Ödemen, Coenzyme, Vitamin B-Komplex u.a. verabreicht. Es handelt sich ausnahmslos um offiziell zugelassene Präparate, die in der Roten Liste enthalten sind.
Diese Art der Behandlung ist wegen der vorherigen Betäubung in der Regel schmerzfrei.

Hinzu kommt die Neuraltherapie, um den entzündlichen Prozesse entgegenzuwirken und um
die destabilisierten Nervenfunktionen zu regulie-
ren. Schädel- und Ohrakupunktur spielen eine
wichtige Rolle zur Stabilisierung der neuronalen
Felder. Sie ist im Rahmen der Systemtherapie
als eine zusätzliche Behandlungsmethode zu
sehen. Bei einem so komplexen und progressiven Krankheitsbild wie der MD ist die
Akupunkturbehandlung **allein** jedoch nicht ausreichend, auch dann nicht, wenn sogenannte
„Augenpunkte" angegangen werden.
Voraussetzung für die Einleitung einer
Systemtherapie ist die vorherige eingehende
Anamnese, wobei schwerwiegende Allgemeinerkrankungen, insbesondere Herzrhythmus-
störungen, nicht außer acht gelassen werden
dürfen. Bei Einnahme von blutverdünnenden
Mitteln, wie Marcumar oder auch Aspirin, ist
besondere Vorsicht geboten. Hier empfiehlt sich
der direkte Kontakt mit dem behandelnden
Hausarzt bzw. Internisten.
Die Dauer der einzelnen Sitzungen beträgt ca.
45 - 60 Minuten. Die Kur besteht aus 10
Behandlungen je Auge und erstreckt sich über
einen Zeitraum von zwei Wochen. Sie wird

ambulant durchgeführt. Eine Wiederholung nach 4-6 Monaten wird empfohlen. Sie dauert in der Regel nur eine Woche. Wenn in der Zwischenzeit jedoch eine ernste Erkrankung auftritt, sollte die Auffrischung früher erfolgen.

Das Regensburger Modell als Kombination von System- und Radiotherapie (Kobaltstrahlen)

Die einzig wirksame Therapie ist - ent-sprechend dem derzeitigen Wissensstand - die direkte Behandlung am Ort des Geschehens, d.h. durch Injektionen nahe dem Auge. Hierzu zählt die oben beschriebene Systemtherapie, wobei vor allem zunächst Rutoside und Cortison gegeben werden müssen. Als Nachbehandlung verordnen wir in bestimmten Fällen Pherarutin Dragees und Posorutin Augentropfen.

Parallel dazu wird in bestimmten Fällen bei feuchter MD die Radiotherapie des Hinterpols des Auges durchgeführt, durch die eine nach 3-4 Wochen einsetzende Austrocknung der Netzhautödeme und -blutungen erreicht wird. Ist dies nicht möglich, so kann auf rein konservativem Wege durch zusätzliche Maßnahmen das gleiche Ziel erreicht werden. Hierbei muß mit einer Verlängerung der Behandlungszeit um einige Tage gerechnet werden.

Falls nach einer Fluoreszenzangiographie Leakagen nachweisbar sind, bietet sich selbstverständlich die Laserkoagulation zum

Schließen der Gefäßwand oder zur Beseitigung von Gefäßneubildungen (Neovascularisationen) an. Neuerdings laufen Untersuchungen zum Einsatz von Protonstrahlen, die ursprünglich zur Behandlung von Tumoren verwendet wurden.

Das **Endstadium** der feuchten Macula-degeneration nennt man „Morbus-Junius-Kuhnt" oder auch „Pseudotumor" der Netzhautmitte. Hier ist die Grenze jeglicher Behandlung erreicht. Es kann nur noch symptomatisch (palliativ) behandelt werden, mit dem Ziel, wenigstens den derzeitigen Zustand zu erhalten.

Die **Konsequenz** dieses Sachverhaltes muß sein, daß die MD **so frühzeitig wie nur irgend möglich** behandelt werden muß. Dies insbesondere, weil das Auge wie bereits erwähnt als vorgeschobener Hirnteil nur durch ein intaktes Nervensystem funktioniert. In dem Augenblick, wo der Sehnerv geschädigt oder gelähmt wird, z.B. durch einen Schlaganfall, kann mit einer Verbesserung nicht mehr gerechnet werden.

Radiotherapie bei feuchten und exsudativen Maculaerkrankungen

Die Bestrahlung bewirkt die Austrocknung von flächenhaften Ödemen und Blutungen.

Prinzipiell hängt ihre Wirksamkeit von der Dosierung ab: bei minimaler Dosierung wirken die Strahlen entzündungshemmend (anti-phlogistisch), bei mittlerer Dosierung gegen Gefäßneubildungen (Neo-Vascularisationen), bei relativ hoher Dosierung gegen Wucherungen des retinalen Gewebes (antiproliferativ). Letzteres entspricht dem Endstadium der feuchten Maculadegeneration, das auch als Morbus-Junius-Kuhnt oder Pseudotumor der Macula bekannt ist. Die maximale Dosierung sollte 24 Gy nicht übersteigen.

Die allgemeine Indikation für die Kobalt-bestrahlung liegt vor bei Entzündungen im Bereich des Hinterpols wie z.B. Chorioretinitis centralis serosa, Neuritis des Nervus opticus, Vasculitis, variable Formen der exsudativen Maculopathien, Venenthrombosen, Glaskörperblutungen, Retinopathia diabetica und Fuchs'schem Fleck bei hoher Myopie.

Die Frage der Dosierung hängt vom individuellen Fall und insbesondere von der noch verbliebenen Sehfunktion ab. Als Standarddosierung im Rahmen des Regens-burger Modells haben wir 10,5 Gy bis 19,5 Gy, verteilt auf 5-7 Sitzungen, angewandt.

Die bisherigen klinischen Beobachtungen schwanken in der Beurteilung der Ergebnisse der Kobalttherapie. Nach unserer Erfahrung (bis Ende 1998 über 290 Fälle) steht fest, daß die **Kobaltbestrahlung** - wie jede andere Einzeltherapie - **alleine nicht ausreicht**, um eine Besserung zu erzielen. Der Vorteil einer simultanen Kombination mit der oben beschriebenen Systemtherapie liegt in der Tatsache, daß sehr geringe Dosen bereits ausreichen, um eine länger anhaltende Wirkung zu erreichen.

Dank der seitlichen Anwendung der Strahlen sind die früher gefürchteten Nebenwirkungen, wie Linsentrübungen, heute praktisch ausgeschlossen. Die Kobaltbestrahlung hinterläßt keinerlei irreversible Schädigungen der Nervenzellen und ist 2 - 3 mal wiederholbar.

Das Verhältnis der Kobaltbehandlung zu anderen Bestrahlungen

Die Kobaltbestrahlung ersetzt nicht die Lasertherapie, sondern wird als Ergänzung derselben gesehen. Die Verbesserung der Strahlenanwendung, d.h. die Minimierung der Nebenwirkungen wird durch den Linearbeschleuniger erreicht.

Dabei gilt das Prinzip: sowenig wie möglich, soviel wie nötig.

In diesem Bereich sehen wir noch einen großen Nachholbedarf an Aufklärung. Obwohl viele Betroffene (ca. 80% meiner Patienten) inzwischen ihre Enttäuschung über das Ergebnis von Laserbehandlungen offen ausdrücken, wird sie nach wie vor zur Behandlung der MD angewandt.

Neuerdings wird die Proton-Therapie eingesetzt (in Deutschland erst seit 1998). Sie ist jedoch noch in der Erprobungsphase.

Was kann der Patient zur erfolgreichen Behandlung beitragen ?

Die Motivation des Patienten, seine Sehkraft

und damit seine Selbständigkeit in allen wesentlichen Bereichen seines Lebens so- lange wie möglich zu erhalten, ist eine entscheidende Voraussetzung für die Behandlung der MD. Darüber hinaus sollte Folgendes beachtet werden:

1. Patienten ab dem 60. Lebensjahr sollten ihre Brillen grundsätzlich vom Augenarzt bestimmen lassen, da nur dieser den Augenhintergrund und das gesamte visuelle System routinemäßig mit untersucht. Dies hat nichts mit der unangezweifelten Fähigkeit des Optikers zu tun, sondern ist vorrangig abhängig von speziellen Untersuchungsgeräten, wie sie nur der Augenarzt hat und von seiner Kenntnis der medizinischen Zusammenhänge.

2. Internistische (Stoffwechsel, Blutdruck, Blutbild usw.) und neurologische Kontrollen sind ab diesem Alter ebenfalls dringend zu empfehlen.

3. Rauchverbot und Vermeiden von cholesterinhaltigen Speisen,

4. ausreichende Zufuhr von Mineralien und Vitaminen (möglichst in Form von Obst und Gemüse).

5. Sauerstofftherapie insbesondere bei Patienten, die nicht mehr die Möglichkeit der natürli-

chen Zufuhr von Sauerstoff z.B. durch lange Spaziergänge haben.

6. Blickübungen bei Fixation des Kopfes mehrmals täglich für einige Minuten, um die vorderen motorischen Elemente des visuellen Systems anzuregen. Die physiologische Grundlage dieses Trainings liefert die in Frankreich entwickelte dynamisch-orbitale Magnetresonanz-Tomographie. Die beeindruckenden Bilder zeigen deutlich das Zusammenwirken der 6 Augenmuskeln mit dem Sehnerv, der bei Veränderung der Blickrichtung simultan gegenläufige, wellenförmige Bewegungen ausführt (Abb.3). Diese Tatsache stellt das „Listing-Gesetz", nach dem der Augapfel sich nur um zwei feste Achsen bewegen kann, in Frage.

7. Farbübungen durch Ausmalen von Vorlagen (vgl. Abb. 4, 5, und Farb-Abb. F5 und F6), um die Netzhautzellen (Zapfen) anzuregen und die Fixation zu stabilisieren.

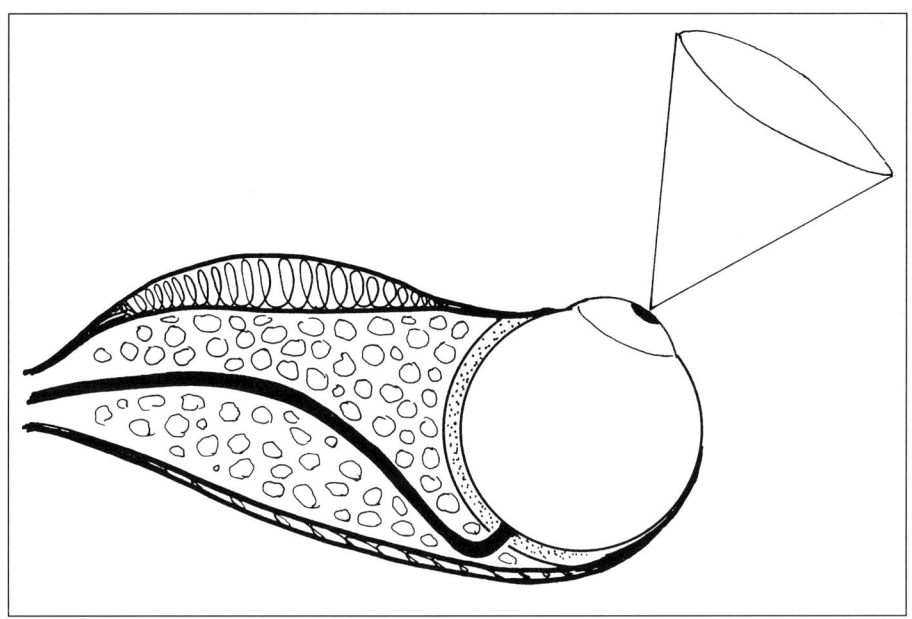

Abb. 3: Die aktuelle Funktion der Augenbewegungen folgt dem Prinzip des Kugelgelenkes, wonach der Augapfel nach allen Richtungen frei beweglich ist. Der Sehnerv bewegt sich gleichzeitig in gegenläufigen, wellenförmigen Bewegungen mit.

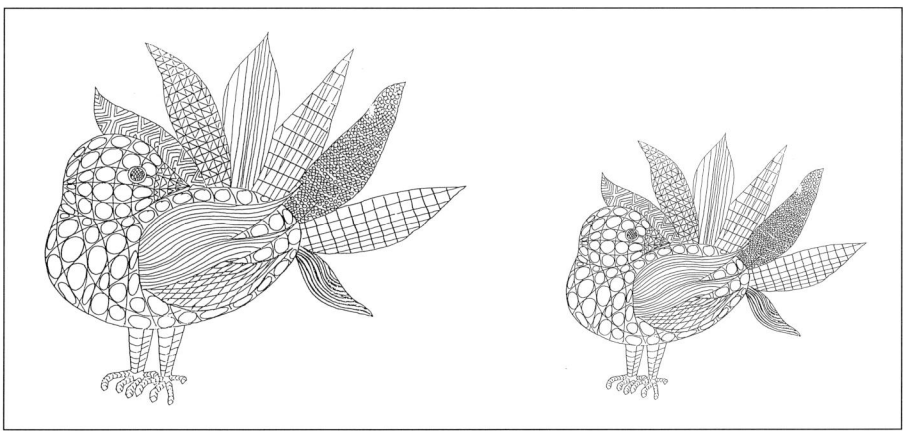

Abb. 4: Beispiel einer Farbübungsvorlage (verkleinert)

Zusammenfassung

Die altersbedingte Maculadegeneration ist primär eine nervliche Störung des visuellen Systems insbesondere im Bereich des Hinterkopfes. In diesem Zusammenhang sind

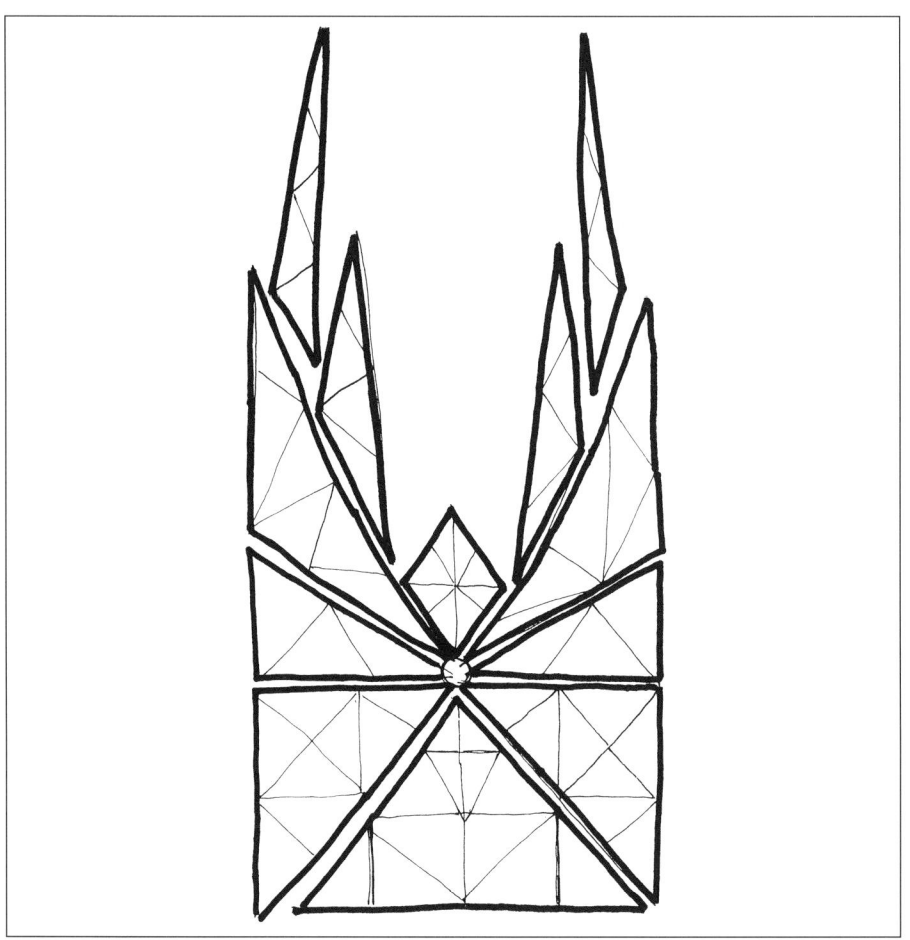

Abb. 5: Farbübungen zur Förderung der Maculafunktionen (Zapfen). Vorlage: „Regensburger Dom"

andere Sinnesorgane, wie Ohr, Gedächtnis, Geruchs- und Geschmackssinn, mehr oder weniger manifest oder latent mitbetroffen. Die sogenannte Durchblutungsstörung des Auges ist also die Folge, nicht die Ursache dieser zentralen Fehlsteuerung. In der Regel ist der Lymphstoffwechsel, also das Immunsystem bei Vorliegen einer AMD geschwächt.

Ziel der Systemtherapie ist, den dramatischen, nicht voraussehbaren Verlauf der Erkrankung aufzuhalten und die noch verbliebenen funktionstüchtigen Nervenzellen zu retten. Bei Vorliegen einer trockenen MD konzentriert sich die Behandlung auf die Stimulation und Verstärkung der synaptischen Vernetzung der Zellen. Im Falle einer feuchten MD zielt die Therapie darauf, Blutungen und Ödeme auszutrocknen bzw. Ansammlungen von schädlichen Stoffen abzutransportieren.

Die Neuraltherapie im Schädelbereich, insbesondere im Bereich des Hinterkopfes, reguliert die neuronale Steuerung. Die Schädel- und Ohrakupunktur reaktiviert die neuronalen Impulse. Die Farbübungen sensibilisieren die Zapfen, wodurch sich die Fixation und die zentrale Sehschärfe verbessern. Die

Augenübungen mobilisieren die vorderen Anteile des visuellen Systems (Augapfel, Augenmuskeln, Sehnerv) und transformieren dadurch die kinetische in potentielle Energie, um eine höhere Leistung des Wahrnehmungssystems zu erreichen. Die Bio-Pharmakologie (Pflanzenextrakte, Proteine, Co-Enzyme, Spurenelemente, Vitamine u.a.) gewährleistet eine nebenwirkungsfreie Therapie. Die synthetischen Stoffe (wie Cortison) werden nur in schweren Fällen, kurzzeitig und schwach dosiert zur Verhinderung einer Erblindung verabreicht.

Da die Maculadegeneration eine dynamische, irregulär verlaufende komplexe Erkrankung ist, kann **keine Monotherapie** (d.h. Behandlung mit einer Einzelmethode) erfolgversprechend sein. Kobaltbestrahlung, Laserkoagulation, Akupunktur, Sauerstofftherapie (HOT), Bioresonanztherapie, oder subkutane Spritzentherapien (i.m., s.c.), wie sie von manchen Heilpraktikern verabreicht werden, **allein** angewandt, sind **nicht** in der Lage, wirksame Hilfe zu leisten.

Praktische Tips für Patienten und Angehörige

von Marion Sradj

Die Diagnose „Maculadegeneration" bedeutet für den Patienten und seine Familie eine neue Situation, auf die man in zweierlei Hinsicht reagieren kann. Wird die Tatsache als solche einfach akzeptiert und fügt sich der Patient unter Wehklagen in das scheinbar Unvermeidliche, ohne diesem Schicksalsschlag etwas entgegenzusetzen, gibt er sich selbst auf und beschleunigt damit den Krankheitsverlauf. Die zweite Möglichkeit der Reaktion ist der Versuch einer Neuorientierung ausgehend von der Frage „wie kann ich die nachlassende Sehkraft durch andere Sinnesfunktionen unterstützen oder - zumindest teilweise - ersetzen?" Hierbei kommt dem Denken im weitesten Sinne, dem Gedächtnis und dem Hören besondere Bedeutung zu.
Wenn das Sehen schlechter wird - und das gilt natürlich nicht nur für MD-Patienten - sollte zuallererst neben der Systembehandlung die Umorganisation der verschiedenen Lebensbereiche überlegt und in die Tat umgesetzt wer-

51

den. Die Motivation des Patienten, d.h. sein Wille nicht aufzugeben, die Sehkraft und damit die Selbständigkeit so lange wie möglich zu erhalten, ist eine der wichtigsten Voraussetzungen für eine erfolgreiche Therapie ebenso wie für die Erhaltung der eigenen Würde und Unabhängigkeit.

1. Ordnung und Neuorganisation im Haus

Die eigenen vier Wände sind der Bereich, im dem sich der Patient am längsten ohne fremde Hilfe zurecht findet und wo er sich am sichersten fühlt. Die Tatsache, daß heutzutage Blinde in der Lage sind, ihren Haushalt weitgehend selbständig zu führen, weist daraufhin, daß in vielen Bereichen Hilfsmittel und Konzepte zur Verfügung stehen, die man sich zunutze machen sollte.

Grundsätzlich gibt es unterschiedliche Vorstellungen von Ordnung. Das kann von der sogenannten „sympathischen Unordnung" über das „geniale Chaos" bis zum vollständig durchgeplanten Ordnungssystem reichen. Wichtig für den Patienten ist es, *die* Art der Ordnung zu finden, die ihm selbst am zweckmäßigsten erscheint. An oberster Stelle sollte dabei stehen, die wichtigen Gegenstände wie Brille, Lupe, Schlüssel, Geldbeutel grundsätzlich und stets an dieselbe Stelle zu legen, damit man sie notfalls mit geschlossenen Augen wiederfinden kann. Eine Zweitbrille - um die erste suchen zu können - sollte ebenfalls einen festen Platz in der Wohnung und bei Reisen oder kurzfristigem Verlassen des Hauses- in der Handtasche haben.

Am leichtesten tut man sich mit dem Ordnen in Zusammenhängen: d.h. alles, was zu einer Funktion gehört, sollte übersichtlich und beieinander aufbewahrt werden. Denken wir an den Werkzeugkasten, das Nähkästchen oder auch die in der Regel in allen Haushalten ähnliche Anordnung der Küchenutensilien (dort, wo sie normalerweise gebraucht werden: z.B. in Herd- oder Spülennähe), so stellen wir fest, daß dieser Gedanke nicht einmal neu ist, er muß nur mit größerer Konsequenz verwirklicht werden.

Wichtig ist die optimale Ausleuchtung von Wohnung und Arbeitsplatz. Hellere Glühlampen - vorzugsweise Kaltlicht- oder Halogenlampen - sind hilfreich.

Eine große Erleichterung können auch Markierungen bringen: ein heller Streifen auf die oberste und die unterste Stufe einer Treppe geklebt, hilft, Anfang und Ende leichter zu erkennen und trägt dadurch zu erhöhter Sicherheit im Haus bei.

Die Bedienung von Haushaltsgeräten, Radio, Fernsehen, Videorecorder usw. läßt sich durch verschieden farbige Markierungspunkte (Papierwarengeschäft) oder auch tastbare, erhabene Aufkleber (Blindenbund) erheblich erleichtern.

2. Hilfsmittel

Uhren, Armbanduhren, Thermometer Küchen- und Personenwaagen gibt es im Fachhandel mit akustischer Ansage. Darüber hinaus sind zahlreiche Seh- und Lesehilfen für die verschiedenen Lebensbereiche über die Optiker zu beziehen. Dies beginnt bei vergrößernden Sehhilfen mit Beleuchtung. Es gibt spezielle Lupen zum Suchen von Telefonnummern, Stand- oder Umhängelupen zum Nägelschneiden, Knopf annähen, d.h. für Tätigkeiten, bei denen man beide Hände benötigt, usw.

Allerdings muß man sich dessen bewußt sein, daß alle diese Sehhilfen bei dem progressiven Krankheitsbild der MD immer nur zeitlich begrenzt hilfreich sein können. D.h. sie können u.U. bereits nach wenigen Wochen oder Monaten für den Patienten nutzlos werden, weil seine Sehkraft einem ständigen Wandel unterworfen ist.

Spezielle Patentnähnadeln und Einfädelhilfen für die Nähmaschine gibt es ebenfalls im Fachhandel.

Elektrogeräte, Kaffeemaschinen, Wasserkocher, die sich bei Erreichen der Höchsttemperatur selbst ausschalten, dienen ebenso der Sicherheit des Patienten, wie die Wärmflasche, die in der Mikrowelle erhitzt wird. Letzteres bewahrt vor Verbrühungen der Hände durch Danebengießen des beinahe kochenden Wassers, weil die Öffnung der Wärmflasche nicht klar genug gesehen wird.

3. Hören statt Lesen

Wenn das Sehen schwach wird, sollte man sich angewöhnen, Informationen weitgehend durch Hören aufzunehmen.

Neben dem Radio oder Fernsehen gibt es eine Vielzahl von akustischen Informationsquellen. In der Regel sind Audio-Cassetten mit Nachrichten, Literatur, oder Bibeltexten für den hochgradig Sehbehinderten (nach Vorlage eines augenärztlichen Attestes) kostenlos zu beziehen. Auch sollte man von den Cassetten-Angeboten zahlreicher Verlage Gebrauch machen, die Literatur von namhaften Schauspielern gelesen, anbieten.

Musik hören (auf Cassette, CD , im Radio oder im Konzert) trägt in hohem Maße sowohl zur Unterhaltung als auch zur Entspannung bei.

Angesichts der Tatsache, daß nicht alle Gesellschaften dieser Erde dem geschriebenen Wort soviel Bedeutung bemessen, wie wir in der westlichen Welt, sollte die Umstellung auf aku-stische Informationen nicht so schwer fallen. Nosrat Peseschkian beschreibt in seinem Buch „Auf der Suche nach Sinn" in einer Gegenüberstellung von Einstellungen und Verhalten in West und Ost diesen Sachverhalt mit folgenden Worten: West: „ Man lernt, indem man Bücher liest." Ost: *„Wissen wird durch Gespräche und Kontakte vermittelt."* [9] Lernen vom Hören ist also durchaus kein Notbehelf für diejenigen, denen das Lesen schwerfällt; es ist vielmehr nur eine Frage der Einstellung, ein anderer Zugang zum Wissen, als der bisher gewohnte.

Warum sollte man das Lernen aufgeben, nur weil die Lesefähigkeit krankheitsbedingt eingeschränkt ist? Grundsätzlich sind normale oder gar verstärkte soziale Kontakte das wichtigste Hilfsmittel für den Patienten.

4. Auf der Straße und auf Reisen

Aus Gründen der Sicherheit im Straßenverkehr sollte der MD-Patient nach Möglichkeit in Begleitung ausgehen oder verreisen. Dies ist leider jedoch nicht immer realisierbar.

Wenn es denn doch sein muß, daß der Patient sich allein außer Haus oder auf Reisen begibt, kann er sich wiederum auch einiger geläufiger Hilfsmittel bedienen. Grundsätzlich sollten Straßen nur an dafür eigens vorgesehenen Fußgängerüberwegen gekreuzt werden. Es gibt teilweise Ampeln, die bei „grün" für Fußgänger einen Summton ausstoßen. Ist das nicht der Fall, muß man sich an anderen Fußgängern orientieren und bei erheblicher Unsicherheit jemanden bitten, beim Überqueren zu helfen. Spezielle Sonnenbrillen heben die Kontraste deutlicher hervor. Auch gibt es Ferngläser (Monoculare), mit deren Hilfe man bei entsprechender Einübung die Fahrtziele der Buslinien erkennen kann.

Bei Reisen mit der Bahn bietet die Bahnhofsmission Ein- Um- und Aussteigehilfen. Eine vorherige rechtzeitige Kontaktaufnahme mit der Bahnhofsmission sollte unbedingt erfolgen, damit die genauen Reisezeiten sowie Wagen-, Abteil- und Sitznummer des Reisenden den Helfern bekannt sind.

Der **Blindenbund** bietet neben vielen wichtigen Hilfen und Anregungen ein **Mobilitätstraining** für schwer Sehbehinderte an, von dem Betroffene im Interesse der eigenen Sicherheit in jedem Fall Gebrauch machen sollten. [10]

5. Verhalten in der Öffentlichkeit und Umgang mit Geld

Beim Einkaufen, auf der Bank oder in öffentlichen Verkehrsmitteln ist Vorsicht geboten! Man sollte nie klar zu erkennen geben, wie wenig man noch sieht. An der Kasse im Kaufhaus oder

Supermarkt ist es, statt der Kassiererin den offenen Geldbeutel hinzuhalten und damit zu verstehen zu geben „ich sehe nicht", geschickter, einen Geldschein, dessen Wert anhand der Blindenmarkierung erkennbar ist, zu geben und beim Wechselgeld auf die Ehrlichkeit der Kassiererin zu vertrauen. In der Regel erhält man die korrekte Rückgeldsumme. Andernfalls kann es sich nur um einen geringen Fehlbetrag handeln. Schlimmer wäre da schon die Verwechslung von einem 10,—DM und einem 100,—DM - Schein.

Von großer Bedeutung für den Patienten ist es, daß er über Hilfsmittel verfügt, die ihn in die Lage versetzen, seine Kontoauszüge und andere wichtige Schriftstücke ohne fremde Hilfe überprüfen zu können. Bei Abschluß von Verträgen sollte grundsätzlich eine Bedenkzeit, d.h. Zeit, um den Text in Ruhe genau zu lesen, erbeten werden. Neben den vergrößernden Sehhilfen (Leuchtlupen o.ä.) gibt es auch die inzwischen recht preisgünstige Möglichkeit, von wichtigen Schriftstücken vergrößerte Kopien anfertigen zu lassen.

Keinesfalls sollte man - auch wenn es sich um eine auf Vertrauen basierende Geschäftsbeziehung handelt - bei der Bank den Grad der Sehbehinderung offen zugeben. Im Bedarfsfall ist es ratsamer zu behaupten, man habe versehentlich die falsche Brille dabei, als einzugestehen, daß man die Unterlagen ohnehin nicht mehr kontrollieren könne. Eine Patientin berichtete uns, ihr haben 30 000,-DM auf dem Konto gefehlt! Nach Abschluß der Behandlung war sie wieder in der Lage, ihren Geschäften nachzugehen und den Fehler korrigieren zu lassen.

6. Entspannung und psychische Ausgeglichenheit

Es ist bekannt, daß seelische Erschütterungen wie Unfall oder Tod eines Angehörigen oder Freundes eine zum Teil gravierende Auswirkung auf das Sehvermögen haben können und umgekehrt: bei guter seelischer und körperlicher Verfassung ist das Sehen im allgemeinen besser.

Ausgeglichenheit und eine entspannte Haltung sind eine solide Grundlage für die Erhaltung des Lebensmutes und zur Überwindung der mit einer chronischen Erkrankung zwangsläufig verbundenen Problematik.

Über die oben dargelegte Bewältigung der praktischen Probleme hinaus ist es besonders wichtig für den Patienten, trotz allem die schönen Seiten des Lebens nicht zu vergessen. Es gibt gerade in unserem Land zahllose Kursangebote der Volkshochschulen und anderer Erwachsenenbildungs-Einrichtungen, in denen man in Gemeinschaft mit anderen Menschen lernt, sich zu entspannen, positiv zu denken, oder den Geist wach - und den Körper beweglich zu halten. Konzerte, Vorträge, Gesprächskreise, Stammtische u.a. Veranstaltungen dienen der Entspannung und tragen zur Aufrechterhaltung zwischenmenschlicher Kontakte bei. Das einzige Hindernis scheint oftmals darin zu liegen, daß vor allem der innere Widerstand überwunden - und schließlich eine Fahrgelegenheit oder Begleitung zum Ort der Veranstaltung gefunden werden muß. Dies ist jedoch eine Frage der Organisation, nicht des Prinzips.

Für den heutzutage häufig allein lebenden älteren Menschen ist es von Bedeutung, so lange wie irgend möglich zumindest in den ganz persönlichen Angelegenheiten unabhängig von fremder Hilfe zu bleiben. Dazu beitragen kann in hohem Maße die geistige Mobilität, die sich der Patient erhalten sollte. Neugier auf Neues, die Aufnahme neuer Tendenzen und Entwicklungen, das Erlernen von Fremdsprachen sind Tätigkeiten, die manchmal sogar besser durch den Kontakt mit anderen Menschen oder auf akustischem Wege als durch Lesen und Lernen aus Büchern verwirklicht werden können. Wer sich für sein Alter vorgenommen hatte, viel zu lesen, sollte sich allerdings auch durch die MD nicht vollständig davon abhalten lassen. Es genügt im Grunde, die Blindenschrift zu erlernen, um an ein riesiges Reservoir an Schriften aller Art zu gelangen, für deren Lektüre die Sehkraft der Augen unbedeutend ist.

Selbstverständlich können die hier gegebenen Anregungen keinen Anspruch auf Vollständigkeit erheben. Vielmehr sollten Anstöße gegeben werden, Hinweise, wie und in welcher Richtung für manche Alltagsprobleme eine Lösung zu finden ist. Viele der hier erwähnten Probleme verlieren bei rechtzeitiger gezielter Behandlung der MD (vgl. die Abschnitte „Die Systemtherapie der Sinnesorgane" und „Das Regensburger Modell...") von selbst an Bedeutung, weil es nach unserer Erfahrung in vielen Fällen nicht zu einem totalen Abfall des Sehvermögens kommen muß.

Eine große Hilfe in allen Fragen im Zusammenhang mit der MD bietet der Austausch unter den Betroffenen im Rahmen der Selbsthilfegruppe. Aus den Gesprächen der Patienten untereinander kamen wertvolle Anregungen, die nicht nur für den Patienten, sondern in hohem Maße auch für deren Angehörige, die den Konsequenzen dieser Erkrankung zunächst ja mindestens ebenso hilflos gegenüberstehen wie der Patient selbst, nützlich sind. Aus diesem Grunde halten wir es für besonders wichtig, mit der einen oder anderen Person unserer Selbsthilfegruppe (Adressen im Anhang) Kontakt aufzunehmen, um neue Anregungen zu bekommen oder um die eigenen Erfahrungen und Tips weitergeben zu können. In den wenigen Jahren der Existenz unseren Selbsthilfegruppe haben sich infolge wiederholter zunächst zufälliger, später dann verabredeter Zusammentreffen unserer Patienten eine Reihe guter Bekanntschaften und sogar Freundschaften herausgebildet, die dem Einzelnen Stütze und Halt und das Gefühl, noch immer irgendwo mit Rat und Tat gebraucht zu werden, geben.

II. KAPITEL
WENN SIE MEHR WISSEN MÖCHTEN...

Seit dem Ende der achtziger Jahre des vorigen Jahrhunderts führen wir die Systemtherapie durch. Im Laufe der Zeit, wurden von Seiten der Patienten, ihrer Angehörigen und den behandelnden Ärzten zahlreiche Fragen an uns gerichtet, die sich u.a. auch auf die wissenschaftlichen Grundlagen unserer Therapie beziehen. Bis heute bedienen sich die Krankenkassen und der Medizinische Dienst jedoch noch immer und fälschlicherweise des Argumentes von der nicht vorhandenen wissenschaftlichen Begründung, um eine Kostenübernahme abzulehnen.

Aus diesen Gründen haben wir uns entschlossen, im Folgenden näher auf diese Fragen einzugehen und in Kapitel III die wichtigsten unserer Publikationen zur wissenschaftlichen Grundlegung der Systemtherapie noch einmal zu veröffentlichen.

Die erste Arbeit „Vom Teil zum Ganzen, vom Einfachen zum Komplexen" befasst sich vorwiegend mit der veränderten Strategie der wissenschaftlichen Sicht. Dieses äußert sich als ein Fortschreiten vom reduzierten, umschriebenen, limitierten Forschungsansatz der mechanistischen Schulmedizin hin zu einer erweiterten Betrachtungsweise einer Pathophysiologie, die das Sehen als einen dynamischen, irregulären und evolutiven Prozeß betrachtet.

Die modernsten Erkenntnisse der Logik und der nachrelativistischen Physik liegen unseren Ausführungen zu Grunde.

In den „Möglichkeiten der Naturheilkunde bei Maculadegenerationen" werden die geschichtlichen Ursprünge der naturheilkundlich orientierten Gewebstherapie in der Augen-heilkunde dargestellt.

Die „Entropie als pathophysiologisches Modell der Maculadegeneration" geht insbesondere auf die Prinzipien der Thermodynamik unter Berücksichtigung des zweiten Satzes (Entropie) ein.

Demgegenüber befassen sich die „Prinzipien der konservativen Therapie von Macula-degenerationen" mit der praktischen Anwendung der Injektionstherapie sowie mit der Wirkungsskala verschiedener Medikationen. Die statistische Auswertung von 107 behandelten Fällen vorwiegend trockener MD ist darin ebenfalls enthalten.

„Die Behandlung der feuchten Maculopathie mit fraktionierten Strahlen - ein Erfahrungsbericht mit statistischer Erhebung" erläutert am Beispiel von 44 Patienten das Regensburger Modell - eine Kombination aus Systemtherapie und Kobaltbestrahlung, die sich seit nunmehr 10 Jahren auch zur Behandlung von nicht altersbedingten exsudativen Netzhauterkrankungen bewährt hat.

Da der französische Sprachraum vielen deutschen Kollegen auf Grund mangelnder Sprachkenntnisse und der Ausrichtung nach USA verschlossen ist, erscheint die Vorstellung des Berichtes der Französischen Ophthalmologischen Gesellschaft (S.F.O.) zur „Biophtalmologie" insofern von Bedeutung, als darin die physikalischen, chemischen und anatomo-physiologischen Grundlagen der modernen Augenheilkunde dargelegt sind. Erwähnenswert ist in diesem Zusammenhang, daß die S.F.O. als zweitgrößte ophthalmologische Gesellschaft der Welt in der internationalen Fachwelt erhebliches Gewicht hat.

In dem kürzlich erschienenen, hier nicht enthaltenen Artikel „Grundlagenforschung zwischen Erkenntnis und Interesse" [11] ist die methodologische und erkenntnistheoretische Grundlage unserer Therapie enthalten, wobei der pragmatische Aspekt im Vordergrund steht. Der konventionelle Ansatz des eingeengten Sytemdenkens von Theorie und Praxis, von Konzeption und Anwendung wird durch das Problemdenken als Methode und Argumentation überwunden.

DIE ERKENNTNISSITUATION ZUM ZEITPUNKT DES ERSCHEINENS DER 3. AUFLAGE

Die Atmosphäre, in der die 3. Auflage erscheint, entspricht ihrem Zeitgeist: Wir erleben eine praktizierte Mündigkeit und progressive Aufklärung der Menschen, die zunehmend den Mut haben, sich in Sach- und Fachfragen einzumischen. Wissenschaftliche Fragen sind keine internen privaten Angelegenheiten von Beamten oder Institutsangestellten.
Wir bewegen uns in einer offenen ganzheitlich denkenden Welt, in der Orientierung und Sinnfragen im Vordergrund stehen.
Das Buch trägt dazu bei, zwei Elemente dieser Atmosphäre herauszustellen:
1. Die Subjekt-Objekt-Beziehung in der Medizin und 2. die unbegrenzte Information der globalen Welt.

Die Subjekt-Objekt-Beziehung war das Leitthema der 34. Medizinischen Woche in Baden-Baden im Oktober 2000. Sie ist Ausdruck einer radikalen Infragestellung der Konzeption und Strategie der Medizin in

Westeuropa. Das Subjekt-Objekt-Verhältnis ist das Verhältnis von wissendem Arzt und nicht-wissendem Patienten, - ein Verhältnis des erkennenden beobachtenden Wissenschaftlers zum beobachteten, zum Gegenstand degradierten Kranken. Dieses Erkenntnismodell geht auf den französischen Denker Descartes (1596-1650) zurück, der den menschlichen Körper als Maschine definierte und dessen Lebensäußerungen auf Gesetze und Kausalitätsbeziehungen reduzierte. Dieser Grundhaltung entstammt die Definition des Auges als Linsensystem, einer Kamera gleich, losgelöst von der Ganzheit des dynamisch-kreativen Wahrnehmungsprozesses. Ohne Descartes an dieser Stelle kritisieren und seine Bedeutung für die damalige Zeit in Frage stellen zu wollen, muß jedoch daraufhingewiesen werden, daß inzwischen **350** Jahre seit seinem Tode vergangen sind und die nachfolgenden Wissenschaftler nicht untätig waren. Durch die revolutionierenden Forschungsergebnisse der Grundlagenwissenschaften, wie Physik, Mathematik, Biologie, Kosmologie und vor allem der Kybernetik, der Wissenschaft vom Steuern und Regeln evolutiver Prozesse, sollte die cartesianische Methodologie der Subjekt-Objekt-Spaltung ein für alle Mal überwunden sein. Das dogmatische Festhalten an der cartesianischen Position führte zu einem Dualismus zwischen Arzt und Patient, in dessen Folge sich 3 Imperative (Befehle, Anweisungen) herauskristallisierten: 1. der methodische Imperativ, Methodenzwang, d.h. die Anerkennung nur **einer** einzigen wissenschaftlichen Methode, die zur Wahrheit führt (Methodenmonismus), 2. der diagnostische Imperativ: d.h. nur das Meßbare, Numerische ist allein gültig und existent und 3. der therapeutische Imperativ, der behauptet, nur diejenige Therapie, die von den Universitätskliniken und Berufsverbänden ausgewählt wird, sei wissenschaftlich begründet und wirksam, womit die Anerkennung durch die Krankenkassen einhergeht. Erkenntnistheoretisch ist dies ein Konventionalismus, der nicht auf höhere Erkenntnis, sondern auf Mehrheitsbeschluß einer bestimmten Richtung beruht. (Poincaré: franzöz. Mathematiker und mathematischer Physiker 1854-1912)

In der Alltagserfahrung zeigt sich diese Haltung folgendermaßen: Nicht das Subjektive des Betroffenen ist das Primäre, d.h. nicht, was mir persönlich hilft, meine Krankheit stoppt, meine Situation verbessert, sondern das, was der dominierende Arzt einseitig entscheidet, das sogenannte „Objektive". Dies gipfelt letztlich darin, daß man dem Patienten oft nicht einmal zutraut, zu entscheiden, ob ihm eine Behandlung geholfen hat oder nicht. Angesichts einer Erblindung z.B. nach einer Augenoperation, die gerade dieses verhindern sollte, kann man dem Patienten die diesbezügliche Urteilskraft vernünftigerweise jedoch nicht absprechen. Daß dies allerdings auch heute noch geschieht, belegt die Äußerung eines Professors für Augenheilkunde einer Journalistin gegenüber, der meinte, selbst sie könne so etwas nicht beurteilen. Eine solche Haltung lässt den Dialog zwischen Arzt und Patient absolut nicht zu. Der Dialog ist aber bereits seit dem Altertum eine Voraussetzung und Quelle des Lernprozesses und des Erkenntnisfortschritts. Die Wahrheit liegt **zwischen** den Menschen und nicht irgendwo außerhalb.

Der internationale Standard und die Grundlagen des gegenwärtigen Wissens

Die Tatsache der Globalisierung ist die Tatsache der Grenzüberschreitung in eine offene, ganzheitlich denkende Welt, wo der Zugang zu den Informationen eine Selbstverständlichkeit geworden ist. Eine kritische und sensible Öffentlichkeit dient dabei als Regulativum und Kontrollorgan.

Das vorliegende Buch vermittelt die aktuellsten Ergebnisse der Forschung aus folgenden Ländern: die **amerikanischen Neuro-Wissenschaften** lieferten den Beweise für die Möglichkeit der Regeneration von Nervenzellen. Die Signal- und Informationstheorie gewinnt in diesem Zusammenhang zunehmend an Bedeutung.

Krankes Gewebe im visuellen Bereich ist nicht automatisch tot. Es lohnt sich unter bestimmten Voraussetzungen also durchaus, den Versuch zu unternehmen, unabhängig vom Stadium der Krankheit und dem Alter des Patienten, funktionale Reste zu mobilisieren vorausgesetzt es liegen keine zusätzlichen irrereparablem Schäden, z.B. durch Lasertherapie oder chirurgische Eingriffe, vor. **Unsere regenerative Therapie** erstreckt sich von der **kausalen** zur **palliativen** (lindernden) Form. Inzwischen ist die palliative Medizin bei schweren chronischen Allgemeinerkrankungen längst eine anerkannte Disziplin.

Die **russische Gewebstherapie** blickt auf eine lange Tradition zurück. Sie wurde 1935 durch Filatov in Odessa gegründet. Die regenerative Chirurgie von Muldashev in Ufa ermöglicht dank der eingesetzten Mikrochirurgie eine schonende und komplikationsarme Behandlung auch schwerster Fälle. Im Gegensatz dazu führen die abenteuerlichen und riskanten chirurgischen Interventionen in Deutschland, häufig zu nicht beherrschbaren Komplikationen.

Die St. Galler Richtung in der **Schweiz,** die seit über 50 Jahren mit parabulbären Injektionen kombiniert mit Radiotherapie behandelt, ist eine grosse Bereicherung für die konservative Therapie der Maculadegeneration.

Die **französische „Biophtalmologie"**, die im Jahre 1992 als Jahresbericht der Französischen Ophthalmologischen Gesellschaft publiziert wurde, ist ein Durchbruch im wissenschaftlichen Denken der Augenheilkunde, indem sie die anerkannten Forschungsergebnisse aus der Physik, namentlich die Thermodynamik (Bolzmann) und die Katastrophentheorie (Thom) in die Anatomie und Physiologie des visuellen Systems einbezieht. Unter „Katastrophe" versteht man die abrupte, unvoraussehbare Veränderung evolutiver Systeme.

Anlässlich des 100-jährigen Jubiläums der Quatentheorie forderte der deutsche Physiker, Carl Friedrich von Weizsäcker, ihre Ergebnisse endlich auch in die Medizin einzuführen [12]. Persönlichkeiten wie Einstein, Heisenberg und Bohr werden nach mehreren Generationen jetzt erstmalig mit der Medizin in Verbindung gebracht. Die wissenschaftlichen Vereinigungen und der Berufsverband der Augenheilkunde haben noch immer ihre Schwierigkeiten mit den veränderten Grundlagen der exakten Naturwissenschaften. Sie stützen sich weiterhin dogmatisch auf die Newton'sche Optik und Mechanik (Newton 1643-1727), sowie auf die mathematisch-experimentelle Methode Galileis (1564-1642) und die aristotelische bivalente Logik, d.h. die Logik des Entweder-Oder (Aristoteles 384-320 v. Chr.), nicht die polyvalente des Sowohl-Als-Auch.

Das Ergebnis dieser geistigen Situation ist ein beachtlicher Verlust von Glaub- und Vertrauenswürdigkeit. Das öffentliche Image des Ärztestandes ist sicherlich nicht ganz unschuldig an der nicht gerade ärztefreundlichen Gesundheitspolitik. Die unglückliche Formulierung des „sozial-verträglichen Frühablebens", das nicht zu unrecht zum Unwort des Jahres 1999 erklärt wurde, zeigt die mitunter erschreckende Instinktlosigkeit der Ärztevertreter in der Öffentlichkeit.

Die ethische Frage stellt sich gerade bei einem Krankheitsbild wie der Maculadegeneration am schärfsten. Der drohende Verlust der Sehkraft ist für den gesunden Menschen schwer nachvollziehbar. Folge dieser Entwicklung ist die soziale und psychologische Isolation des Patienten, die in vielen Fällen zur Depression führt. Der Betroffene braucht dringend Hilfe, selbst wenn sie „nur" palliativer (lindernder) Art sein sollte. Aus ästhetischen und psychologischen Gründen spricht man nicht mehr wie früher von der „senilen" Maculadegeneration. Oft genug hört jedoch der Patient von seinem Augenarzt: „Sie sind eben alt. Da kann man nichts machen". (Dies teilweise bereits im Alter von 60 Jahren!) Prognosen wie „Sie werden aber nicht vollständig blind" oder „In 5 oder 10 Jahren werden Sie blind sein" verunsichern den Patienten zusätzlich. Insbesondere dann, wenn der Ophthalmologe - logisch nicht nachvollziehbar - einerseits die Unmöglichkeit einer Behandlung im Anfangsstadium der Erkrankung erläutert, gleichzeitig aber auf regelmäßigen vierteljährlichen Kontrollen, die zum Teil mit großem Aufwand (Fluorescensangiographie, u.a. belastenden Untersuchungsmethoden) durchgeführt werden, besteht. Aufmerksame Patienten hegen den Verdacht, daß solche wiederholten diagnostischen Maßnahmen bei gleichzeitiger Bestätigung der Unmöglichkeit einer Therapie nicht im Interesse des Patienten, sondern allenfalls aus abrechnungstechnischen oder statistischen Gründen erfolgen.

Auf Grund unserer langjährigen Erfahrungen mit der konservativen Behandlung der Maculadegeneration können wir heute sagen, daß nicht nur die trockene Form der MD gut und erfolgreich behandelt werden kann (und muß !), sondern auch ihr Vorstadium, die fortgeschrittene Netzhautgefäßverkalkung (Gefäßsklerose), die mit Gesichtsfeldveränderungen, Nachlassen der Sehleistung und asthenopischen Beschwerden einhergeht.

Es ist mit dem hippokratischen Eid nicht vereinbar, einer schwerwiegende Erkrankung freien Lauf zu lassen, wodurch wertvolle Chancen vertan werden.

Ethisch gesehen ebenso fragwürdig ist die abrupte Unterbindung der Radiotherapie der feuchten Maculopathien in Deutschland, die sich auf eine sogenannte multizentrische Untersuchung beruft. Als Ergebnis dieser Studie wurde die Unwirksamkeit der Bestrahlung am Auge propagiert, wobei einerseits behauptet wird, die Bestrahlung habe keinerlei Wirkung und andererseits, sie sei ein „Eingriff in die körperliche Unversehrtheit". Zwei Dinge sind hierbei logisch nicht haltbar: 1. Die genannte Studie geht von **falschen Voraussetzungen** aus: eine komplexe, dynamische und irregulär verlaufende Systemerkrankung kann mit keiner Einzelmethode erfolgreich behandelt werden (vgl. Systemtherapie der Maculadegeneration 1. Auflage 1999/ 2. Aufl. 2000 S.41.), weshalb sie in unserem Behandlungssystem von vorneherein nur als zusätzliche, **ergänzende** Maßnahme eingesetzt wurde. Mit einem Mehr an konservativer Behandlung läßt sich das gleiche Ergebnis erzielen.

2. Das nachgeschobene Argument, man wolle nicht mehr bestrahlen, um nicht unnötig in die körperliche Unversehrtheit des Patienten einzugreifen, ist insofern unglaubwürdig, als bei anderen Körperteilen dieser Vorbehalt offenbar nicht gilt. Denn die Radiotherapie wird bei Tumoren und anderen auch entzündlichen Erkrankungen weiterhin angewendet. Warum sollte **nur** für die Augen eine Gefahr bestehen? (richtige Anwendung vorausgesetzt!) Dies, nachdem seit mehr als 50 Jahren in der Schweiz und seit mehr als 12 Jahren in Regensburg Hunderte von Patienten bestrahlt wurden, ohne daß je Komplikationen auftraten und auch nicht erwartet wurden. Dies zeigt der folgende Schlußsatz aller Berichte der Strahlenabteilung des Krankenhauses der Barmherzigen Brüder : „Erwartungsgemäß traten keinerlei Komplikationen auf ... "

Konsequenz der multizentrischen Studie ist die Hegemonie (Alleinherrschaft) der Lasertherapie in ihrer gesamten Breite. Dies obwohl ca. 8o% der laserbehandelten Patienten das Ergebnis als enttäuschend empfinden.

Die Bestrebungen der Kliniker, die Macula-degeneration ausschließlich chirurgisch (blutig oder unblutig) beherrschen zu wollen, sind offensichtlich bislang gescheitert. Es geht kein Weg an der konservativen Behandlung vorbei, wobei wir im Interesse der Patienten schon immer für die sinnvolle und notwendige Kombination beider Richtungen plädiert haben.

Das Spektrum der konservativen Therapien ist allerdings weit gefächert und reicht von Empfehlungen zur Einnahme von Karottensaft, Brokkoli, Spinat und Grünkohl über Akupunktur sogenannter „selbstentdeckter Augenpunkte", Neuraltherapie und Empfehlungen zur Einnah-me von Vitaminpräparaten wie Blaubeerextrak-ten und Spurenelementen mit verschiedenen Namen und aus verschiedenen Ursprungslän-dern, bis zur Injektionstherapie. Langjährige Beobachtungen haben gezeigt, daß die Einnahme von Ocuvite (Vitamine und Mineralien) nicht zu verifizierbaren Ergebnissen geführt habt. Die noch immer wirksamste Methode der Behandlung ist die **Systemthera-pie**, da sie am Ort des Geschehens, d.h. am Auge direkt sowie im Kopfbereich ansetzt.

Die ständig verbreitete Euphorie um die Gen-

und Mirkochipstechnologie bleibt weiterhin Zukunftsmusik, wobei das Versprechen relativ kurzer Perspektiven von 5 -10 Jahren doch wohl eher einem Zweckoptimismus zum Erlangen von Forschungsgeldern entspringt.

Die chemo-physikalischen und biologischen Grundlagen der Systemtherapie

Im Gegensatz zu den teilweise in die Antike zurückreichenden physikalischen Grundlagen und der Naturbetrachtung der konventionellen Medizin (s.o.) beruft sich die Systemtherapie auf die neueren Ergebnisse der exakten Wissenschaften:

1. die **Thermodynamik**, mit deren Hilfe das Krankheitsbild der Maculadegeneration als entropischer Abbauprozess, der von der Ordnung in die Unordnung, vom offenen System in ein geschlossenes System führt, erklärt werden kann. Die normale Macula ist eine nach innen und außen offene Schaltstelle zwischen Umwelt und Gehirn.

Dabei wird eine neue Beziehung zwischen Energie, Struktur und Funktion sichtbar. Trockene Maculadegeneration ist eine funktionelle Störung bei Erhaltung der Energie und des anatomischen Aufbaus; feuchte MD ist eine strukturelle, topographische Verschiebung des vertikalen und horizontalen Netzhautgewebes, die die Leitung von Seheindrücken zum Gehirn nicht mehr zulässt. In diesem Stadium ist der Einsatz von zusätzlicher artifizieller Energie in Form von gefässerweiternden Mitteln oder intravenösen Infusionen systemdestabilisierend und daher schädlich. Diese Situation ist vergleichbar mit derjenigen eines aufgeregten, sehr nervösen Menschen, der durch zusätzliche Reize, seien sie durch Einnahme von Aufputschmitteln oder auch durch verbale Beeinflussung nur noch nervöser wird bis hin zur völligen Dekompensation seines ohnehin sensiblen und labilen Nervensystems.

Das Endstadium der feuchten Maculadegeneration, der Pseudotumor (Morbus-Junius-Kuhnt) stellt ein isoliertes System des visuellen Apparates dar, mit Kontaktverlust nach innen und nach außen. Darüberhinaus unterscheidet 2. Satz der Thermodynamik zwei Arten von Zeit: einerseits ist sie Maß der Bewegung außerhalb des Geschehens (Uhrzeit) und andererseits ist sie die metabole, irreversible asymmetrische Zeit, Ferment und Katalysator innerhalb der

Degenerationsprozesse. Dies ermöglicht das Auftauchen neuer Strukturen wie z. B. die tumoröse Entwicklung des gesamten Hinterpols der Netzhaut zu einer homogenen amorphen Masse im Endstadium der feuchten Maculadegeneration.

Bereits Aristoteles beschrieb die Zeit als Ursache der Zerstörung. Gemeint ist die Entwicklung vom Leben zum Tod.

Neue Ergebnisse der Grundlagenforschung sprechen für eine subjektivistische Theorie der Entropie. Entropie erscheint hier als Ausdruck einer fehlenden Information im Sinne des Nichtwissens. Die Formel heißt: die Zunahme der Entropie entspricht einem Verlust an Information. [13)]

2. die **Chaostheorie** lehrt daß Naturprozesse nicht dem Kausalitätsprinzip (d.h. Ursache-Wirkung) folgen und daher auch nicht mit Sicherheit voraussagbar sind. Die Erklärung solcher irregulärer Prozesse liefert nicht die alte Mechanik, sondern die Meteorologie (Wetterkunde), die sich auf kurzfristige Prognosen stützt. Auch kleine Ursachen mit großer Wirkung gehören in diesen Bereich: bereits eine Grippe oder Fieber kann bei

Patienten mit MD eine u.U. gravierende Sehver-schlechterung bewirken. Zufall und Notwendigkeit stehen in einer spannungsgela-denen Wechselbeziehung, die zu spontaner Heilung, aber auch ebenso zu spontaner Erblindung führen kann.

3. die **nachrelativistische Theorie** mit Umdeutung der Grundbegriffe „Raum", „Zeit", „Materie" und „Bewegung" bildet die Basis für eine Umorientierung im Denken und hilft, das Phänomen der Metamorphopsien (Verzerrt-sehen) zu verstehen und zu beschreiben. Die Raumkrümmung ist im Rahmen der nichteuklidi-schen Geometrie darstellbar jedoch im Falle der pathologischen fraktalen Raumwahrnehmung prinzipiell nicht meßbar. (vgl. Subjektivität und Objektivität optischer Wahrnehmungen...)

4. die **Quantentheorie** liefert Wahrscheinlich-keitsaussagen über Ereignisse und Ergebnisse von Messungen und verhilft somit zu der Erkenntnis, daß auch Krankheiten sprunghaft, spontan und diskontinuierlich verlaufen können. Dies hat zur Konsequenz, daß ihre Behandlung in vielen Fällen nicht schematisch erfolgen kann, sondern der jeweiligen Situation angepas-st werden muß. Dies ist der Grund, weshalb die

Systemtherapie nicht deterministisch vorgehen kann.

Die erkenntnistheoretische Konsequenz der Quantenphysik ist - wie Popper formulierte - eine unüberbrückbare Kluft zwischen Indeterminismus und Determinismus, zwischen Realismus und Instrumentalismus, Subjektivität und Objektivität. [14)]

5. die **neueren Erkenntnisse der Hirnforschung** belegen, daß neuronale periphere und zentrale Aktivitäten des Gehirns primär dem Prinzip der Selbstorganisation, der flexiblen Anpassung an die jeweiligen Lebensbedingungen folgen. Messungen von Hirnströmen setzen voraus, daß das Gehirn nach dem Input-output-System bzw. nach dem behavioristischen Reiz-Reaktion-Schema arbeitet. Dies ist jedoch bei MD nicht oder höchst selten der Fall.

Die klassische Betrachtungsweise der Neurologie geht davon aus, daß das Verhältnis des Normalen zum Pathologischen ein Verhältnis des Primären zum Sekundären ist; das gesunde Ideale ist der Maßstab. Krankheit wird demzufolge als eine Abweichung, Normvariante, die rückgängig zu machen ist,

verstanden. Das Pathologische ist ein numerisches Mehr oder Weniger, das es zu korrigieren gilt. Demnach setzt das Verständnis einer Störung die Kenntnis des Normalen voraus. [15)]
Wir sehen demgegenüber Krankheit als selbständige evolutive Kategorie, die nicht notwendigerweise aus dem Gesunden ableitbar ist. Der MD-Patient erfährt eine neue Situation mit veränderter Leistung der Wahrnehmung, wie z. B. Verlängerung der Wahrnehmungszeit (lange Leitung), Verlangsamung der Hell-Dunkel-Adaptation, Veränderung der Fixationsrichtung und damit verbundene Koordinationsstörungen der Extremitäten, Verbogensehen gerader Linien, Gegenstandsverschiebungen, Veränderungen der Farbwahrnehmung (spontane, nicht vorhandene Farbwahrnehmungen bzw. Verblassen der Farben (entoptisches Phänomen). Es liegt in einem solchen Fall eine qualitative Veränderung des gesamten Verhaltens im Sinne einer Niveausenkung von Apperzeption (d.h. von der bewußten und konzentrierten Erfassung der äußeren und inneren Eindrücke bei erhöhter Aufmerksamkeitszuwendung) zu Perzeption (einfache Sinneswahrnehmung, die ohne bewußte Richtung

abläuft), vom Abstrakten zum Konkreten, vom vorstellbar Möglichen zum greifbaren Notwendigen vor.

Im Jahr 2000 ist es Forschern erstmals gelungen nachzuzweisen, daß Nervengewebe prinzipiell regenerationsfähig ist. Hierdurch wird unsere Erfahrung, daß bei MD und selbst bei Opticusatrophie (Sehnervschwund) durch biologische und elektrische Behandlung (TNS) eine Verbesserung erzielt werden kann, bestätigt.

Die Komplexität und Dynamik des Krankheitsbildes zwingt uns zum radikalen Umdenken: Sowohl in der Analyse des Krankheitsbildes und seiner Genese, als auch in der Logik unserer Erklärung.

Die pragmatische Grundlage der Systemtherapie

Europäische Systembildungen der Erkenntnis konstruieren eine notwendige Beziehung zwischen Theorie und Praxis, d.h. sie arbeiten noch immer am Modell der hypothetisch-deductiven Methode. Hierbei wird eine Prämisse oder ein Axiom als wahr vorausgesetzt und von dieser Voraussetzung wird dann alles andere logisch und zwingend abgeleitet. Wissenschaftliche

Wahrheit wird demnach definiert als „Überein-stimmung unserer Aussagen mit der Wirklichkeit". Aristotelisch formuliert „veritas est adäquatio intellectus et rei" (Wahrheit ist die Entsprechung von Denken und Wirklichkeit).

Die amerikanischen Pragmatiker, wie z.B. William James (1843-1910), haben häufig diese Einstellung in Frage gestellt. Ihre Stimme wurde jedoch nicht ernst genommen. Mehr noch: Ludwig Marcuse berichtet über den bekannten schweizerischen Psychologen und Denker, C.G. Jung (1875-1961) er betrachtete die Amerikaner als „Europäer mit den Manieren von Negern und den Seelen von Indianern. - Kurz: keine Europäer, sondern undefinierbare Exoten" [16]

Die arrogante Haltung gegenüber der amerika-nischen Philosophie ist unter der europäischen Elite leider noch immer weit verbreitet.

Die pragmatische Philosophie ist eine sachlich - und situationsorientierte Lebensphilosophie (Pragma = Sache). Es geht hierbei um Beherrschung und Lösung der Alltagsprobleme des Menschen ohne die Vorurteile des Althergebrachten aus Geschichte und Tradition. Der Pragmatismus negiert den Aspekt der

Notwendigkeit in Natur und Geschichte. Dies erklärt den größeren Spielraum, die höhere Flexibilität und die größere Dialogfähigkeit in einer pragmatisch orientierten Gesellschaft wie in den USA und in Canada.

Was die Kritik des Wahrheitsbegriffs anbelangt, so ist der amerikanische Denker W. James der Auffassung, daß wir auf sehr **unterschiedliche Art** zu wahren Aussagen gelangen können. Naturwissenschaftliche Wahrheitsaussagen, die durch das Eintreffen von Vorhersagen bestätigt werden, bilden nur **einen** Typus gültiger Wahrheitsansprüche. [17)] Weiterhin muß diese Wahrheit die Eigenschaft des Guten, des Bewährten haben. Im Zusammenhang mit der MD-Forschung beobachten wir, daß die auf klinisch-experimenteller Basis beruhende wissenschaftliche Wahrheit häufig weder formal noch inhaltlich hinreichend begründet ist: formal unrichtig, weil sie nur eine **einzige** Methode, nämlich die induktive - als richtig und notwendig erklärt (Monismus), inhaltlich unrichtig, weil die bisherige Erklärung der Maculadegeneration als eine reine Gefäßstörung ihren Ursprung auf das äußere Erscheinungsbild reduziert. Der Kollaps der seit ca. 40 Jahren praktizierten

Therapie mit gefäßerweiternden Mitteln hinterließ ein Vakuum, das man in den Kliniken und wissenschaftlichen Institutionen jetzt krampfhaft auszufüllen versucht. Allerdings beschränkt man sich fälschlicherweise dabei ausschließlich auf chirurgische Verfahren, während die konservative Therapie nicht nur vernachlässigt, sondern sogar bekämpft wird, obwohl sie auf lange Sicht die besseren Ergebnisse hat.

ÜBER DEN BEGRIFF DER WISSENSCHAFT-LICHKEIT IN DER AUGENHEILKUNDE

Unter Wissenschaft versteht man die systematische Datensammlung über einen limitierten Gegenstandbereich nach einer subjektiv adäquaten oder konventionell ausgesuchten Methode. Kritierien der Wissenschaftlichkeit sind:

1. die intersubjektive Überprüfbarkeit der Verfahren und Ergebnisse,

2. die klare Definition der verwendeten Begriffe,

3. das Vorgehen nach zuvor festgelegten und klar beschriebenen Methoden und Verfahren und daraus folgend

4. die Reproduzierbarkeit der durchgeführten Studien.

Das Ziel wissenschaftlichen Forschens ist, die Grenze des menschlichen Wissens ständig zu erweitern. Das bedeutet: bislang Gültiges wird in Frage gestellt. Es erhält dadurch den Charakter des Vorläufigen, sich Verändernden und darf demzufolge nicht dogmatisiert werden. Wissen darf nicht zum Glaubenssatz erhoben werden.

Prinzipiell muß die wissenschaftliche Forschung demnach absolut frei sein. Ihre einzige

Begrenzung erhält sie durch die ethische Verantwortung des Forschers.

Die Vielzahl wissenschaftlicher Fächer - Geisteswissenschaften, Sozialwissenschaften, exakte Naturwissenschaften und angewandte Wissenschaften, wie die Medizin -, hat dazu geführt, daß eine ebensolche Vielzahl von Forschungsmethoden zur Verfügung stehen und unter den oben genannten Kriterien der Wissenschaftlichkeit praktiziert werden. Die Beschränkung auf eine einzige „Methode der Wahl" bedeutet unweigerlich den Ausschluß aller Fragen und Probleme, die nicht dazu passen.

In der Augenheilkunde gibt es derzeit zwei verschiedene Forschungsrichtungen:

1. experimentell-induktiv unter Labor-bedingungen mit generalisierenden Aussagen von statistischer Signifikanz. Diese Richtung arbeitet unter artifiziellen Bedingungen und mit der limitierten Fragestellung angepassten, reduzierten Modellen, wobei nur das quantitativ Messbare zählt.

2. strukturell-phänomenologisch orientierte Erfassung von Qualitäten der Wahrnehmung, z.B.: die Gestalttheorie im Sinne des bekannten

aristotelischen Satzes: „Das Ganze ist mehr als die Summe seiner Teile."

Helmholtz, der Erfinder des Ophthalmoskops (Gerät zur Untersuchung des Augenhintergrundes) und Vater der abendländischen Augenheilkunde gründet seine Wahrnehmungslehre in der Physik, der Sinnesphysiologie und der Philosophie. Er formuliert eine Erkenntnistheorie, deren Motto lautet: „die Geschichte der Wahrnehmungslehre deckt sich mit der Geschichte der Philosophie." [18] An anderer Stelle schreibt er: „Die Quellen unseres Wissens und den Grad seiner Berechtigung zu untersuchen, ein Geschäft, welches immer der Philosophie bleiben wird und dem sich kein Zeitalter ungestraft wird entziehen können." [19]

Der Sinnesphysiologe, Physiker und Philosoph Ernst Mach (1830-1916) hat mit seinem Werk „Analyse der Empfindungen" [20] sowohl die wissenschaftliche Ophthalmologie auf eine solide Basis gestellt, als auch mit der Neudefinition der Grundbegriffe „Raum", „Zeit", „Materie" und „Bewegung" den Boden für die Einstein'sche Relativitätstheorie bereitet.

Helmholtz und Mach sind die eigentlichen Gründer des Wiener Kreises des logischen

Empirismus, einer Gruppe von Naturwissenschaftlern und Philosophen, die zu Beginn des 20. Jahrhunderts die Grundlagen der Wissenschaftsforschung und der wissenschaftlichen Methodologie gelegt hat und durch die Kritik der induktiven Methode neue Horizonte eröffnete. [21] Die Konsequenz dessen war die Entwicklung der Falsifikationsmethode Karl Poppers [22] . In einem Fernsehinterview antwortete Popper auf die Frage, warum und wie sich die klassische Physik Galileis (1564-1642) und Newtons (1642-1727) über 200 Jahre konkurrenzlos behaupten konnte: „Weil sie angeblich durch die Experimente bewiesen worden ist". Erst das neue Denken Einsteins leitet die Wende, d.h. die Überwindung der klassischen Mechanik durch die allgemeine Relativitätstheorie ein. Dies stellte die unumschränkte Gültigkeit von Experimenten in Frage. Tschermak-Seyseneggs Arbeiten über die physiologische Optik schlagen die Brücke zur gegenwärtigen Augenheilkunde: die kategoriale Trennung von objektiv Physikalischem und subjektiv Physiologisch-Psychologischem, also die Spaltung von geometrischem Lagewert und subjektivem Raumwert (Lokalzeichen) ermöglichte die Herausstellung des Prinzips der Inkommensurabilität (nicht mit dem gleichen Maß meßbar), d.h. die grundsätzliche Diskrepanz zwischen dem physikalisch Objektiven und dem subjektiv Physio-Psychologischen. Dadurch wird die sogenannte „objektive Messung", wie Tschermak-Seysenegg es formulierte, zu einer „Als-ob-Messung". 23)

Was die Ethik als Grenze wissenschaftlichen Forschens betrifft, so ist in Zusammenhang mit der Behandlung der Maculadegeneration die mehrfach von Krankenkassen, Institutionen und dem Berufsverband der Augenärzte erhobene Forderung nach einer Studie nach dem Doppelblind-Verfahren entschieden abzulehnen. Ein Arzt, der seinen Beruf und den hippokratischen Eid ernst nimmt, kann nicht guten Gewissens über die sichere Erblindung einer Teilgruppe von Patienten infolge der Behandlung mit Placebos entscheiden, zumal der Verlauf der nichtbehandelten altersbedingten Maculadegeneration, die praktische Erblindung, hinreichend bekannt ist. So gesehen sind diejenigen Patienten, die von ihren behandelnden Augenärzten hören müssen, die

MD sei nicht zu behandeln, eine ausreichend große Kontrollgruppe. In der öffentlichen Diskussion mehren sich inzwischen die Stimmen, die auch bei Arzneimittel-zulassungsverfahren die Doppelblindstudien ablehnen. Die canadische Regierung bereitet einen diesbezüglichen Gesetzentwurf vor. Andere Staaten werden voraussichtlich folgen.[24]

Das therapeutische Vakuum, das derzeit im Hinblick auf die MD -Therapie in Westeuropa zu beobachten ist, resultiert aus dem Verschweigen der Tatsache, daß die angeblich **experimentell und klinisch getestete** Behandlung mit gefäßerweiternden Mitteln de facto gescheitert ist.

Die biologische Medizin, insbesondere die Bio-Ophthalmologie, die sich zweifellos der strengen Wissenschaftlichkeit verpflichtet fühlt, befindet sich zwischen zwei Extremen: nämlich zwischen der konventionellen schulmedizinischen Richtung einerseits und der alternativen, sogenannten ganzheitlichen polypragmatischen Richtung andererseits. Während die erste glaubt, das Rätsel der erfolgreichen MD-Behandlung durch ein Präparat oder durch Implantation eines Mikrochips erreichen zu können und dabei auf die Zukunft vertröstet, möchte die zweite Richtung Glauben machen, daß sie durch Akupunktur von neuentdeckten Punkten, vorwiegend im Kopfbereich, oder durch Blutwäsche (HOT) für alle Formen der trockenen und feuchten MD (einschließlich Morbus-Junius-Kuhnt) dieses Rätsel bereits gelöst habe.

Die Bio-Ophthalmologie hingegen steht auf dem festen Fundament der neuesten Ergebnisse der exakten Naturwissenschaften (z.B. den Forschungsergebnissen von Ilya Prigogine [25]) und bedient sich je nach Situation der erklärenden oder der verstehenden Methode, um dem Problemkomplex der Wahrnehmungsstörung gerecht zu werden.

ALLGEMEINE WISSENSCHAFTLICHE GRUNDLAGEN DER BIO-OPHTHALMOLOGIE

Die Bio-Ophthalmologie beruht auf zwei Überlegungen:

1. sieht sie ihre Grundlagen in den neuen „Biosciences" und in der vergleichenden Physiologie. Die Analyse von Prozessen erfolgt innerhalb der Dynamik des Lebens, die in die Natur eingebettet ist. Umwelt und Umfeld des Menschen sind im Makrokosmos, der mit dem zellularbiologischen Mikrokosmos in einer Wechselbeziehung steht. Funktionen vollziehen sich im vernetzten Zusammenhang. Das Auge darf daher niemals isoliert, von Kopf bzw. Körper getrennt, betrachtet werden. Die Beziehung der Elemente (Netzhaut, Aderhaut, Sehnerv, occipitales Sehzentrum, Hörzentrum, frontales Zentrum der willkürlichen Augenbewegungen, Geruchs- und Geschmackssinn usw.), sowie Zweck und Richtung einer Sinnesleistung werden als „strukturelle Augenheilkunde" bezeichnet. Das visuelle System ist ein biologisches Ganzes, das in der Lage ist, sich selbst zu organisieren, sich

Situationen anzupassen, flexibel und spontan zu reagieren, ja selbst neue neuronale Strukturen zu entwickeln. Konsequenz: **Das Auge ist keine Kamera,** die man rein mechanisch, d.h. grundsätzlich nur chirurgisch, reparieren kann.

2. Die klassische Physik, die auf Newton und Galilei zurückgeht, ist wohl eine notwendige Voraussetzung von Betrachtungen und Meßgrundlagen, aber nicht hinreichend für die vollständige Beschreibung der visuellen Funktionen und Strukturen. Wer die großen Errungenschaften der Physiker, Physiologen und Philosophen, Hermann v. Helmholtz, Ernst Mach und Wilhelm Wundt würdigen will, kann ihre methodologischen und erkenntnistheoretischen Leistungen nicht einfach dogmatisieren. Er muß vielmehr darüber hinausgehen und auch die Erkenntnisse der nachrelativistischen Physik in die Betrachtung mit einbeziehen.

Die zeitgenössische **nicht-lineare Dynamik** geht davon aus, daß Elemente allein nicht in der Lage sind, Funktionen zu erfüllen, sondern daß komplexe Systeme innerhalb kleinerer und größerer Ordnungsprinzipien kooperieren müssen. Dies begründet die zentrale Bedeutung des Strukturbegriffs in den Bio-Wissenschaften.

Struktur ist die Erfassung von Funktionen unter dem Aspekt des Sinneszusammenhanges (Teleologie) und der Anordnung der Elemente sowie deren Veränderungen, die zu neuen Korrelationen führen. Nicht die Induktion vom Einzelnen zum Allgemeinen, um zeitlose Gesetze zu erstellen, sondern die Transformation der Beziehungen im Sinne der Anpassung, Evolution und Selbstorganisation der kleinen und größeren Organe ist das Verfahren der strukturellen Denkweise. Der **Strukturalismus** als Beziehungslehre gehört in anderen Wissenschaften, wie Linguistik, Anthropologie und Psychologie (Gestalttheorie), bereits seit langem zum Standard. Die Anwendung dieser Methode in der Pathophysiologie erfolgt als **Differenzierung zwischen funktionellen und strukturellen Störungen.** Bei einer funktionellen Störung ist die Veränderung sektoral, umschrieben und weitgehend quantitativ zu erfassen. Die Beziehung zwischen Kern und Peripherie ist konstant; die restitutio ad integrum, d.h. die Wiederherstellung des früheren Zustandes, ist therapeutisch erreichbar, wie bei einer akuten Entzündung, Wunde oder einem Trauma. Demgegenüber sprechen wir von einer strukturellen oder qualitativen Störung, wenn eine Deformation bzw. Destabilisierung des Teil-Ganze-Verhältnisses, eine Verschiebung der anatomischen Organisation im Sinne einer architektonischen Destruktion vorliegt. Am Beispiel eines Spinnennetzes läßt sich dieser Sachverhalt einleuchtend demonstrieren: die normale, allen bekannte Form der radiären und zirkulären Elemente zeigt eine intakte, quantitativ und qualitativ geordnete Struktur. Nach Verabreichung von Marihuana erkennt man unschwer eine scharf abgrenzbare Veränderung bzw. einen Ausfall von radiären und zirkulären Fäden. Die Unterbrechungen sind quantitativ und qualitativ leicht wiederherstellbar. Demgegenüber sieht man nach Verabreichung von Koffein die Deformation des Aufbaus, die Dezentrierung des Kernes und eine qualitative Veränderung der radiären und zirkulären Fäden, eine Verschiebung der Teil-Ganze-Beziehung, kurz: einen Strukturverfall. (vgl. Farb-Abb.: F7 sowie Abb. 6 - 8).

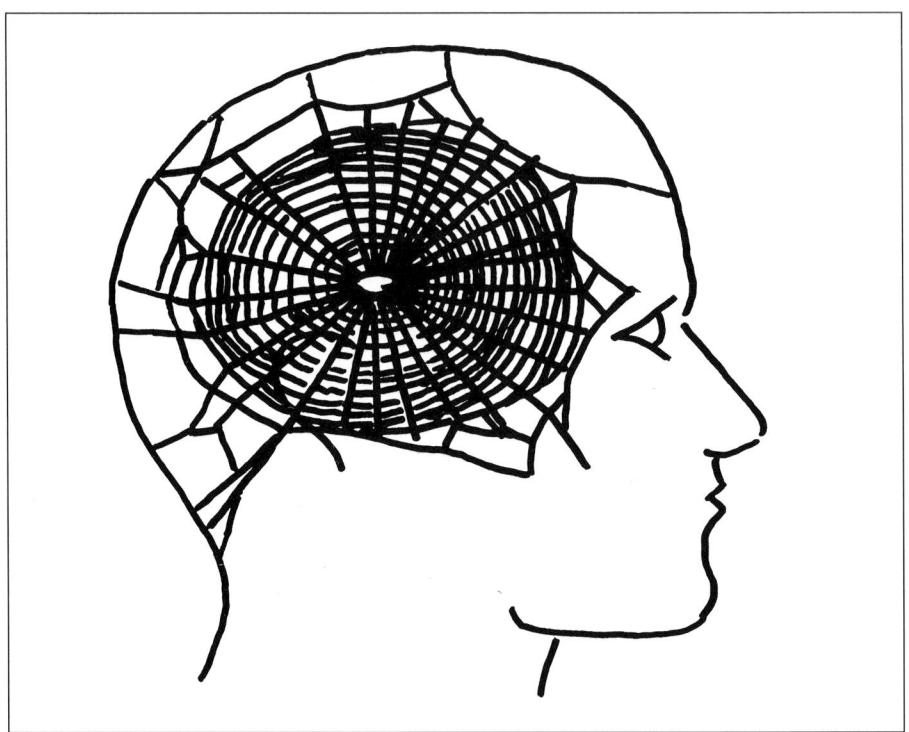

Abb. 6 : Die Vernetzung aller Sinnesorgane ist bei dem bewußten Wahrnehmungsakt am Beispiel des intakten Spinnennetzes erkennbar. Hiermit wird der strukturale Zusammenhang sensomotorischer und neuronaler Bestandteile deutlich.

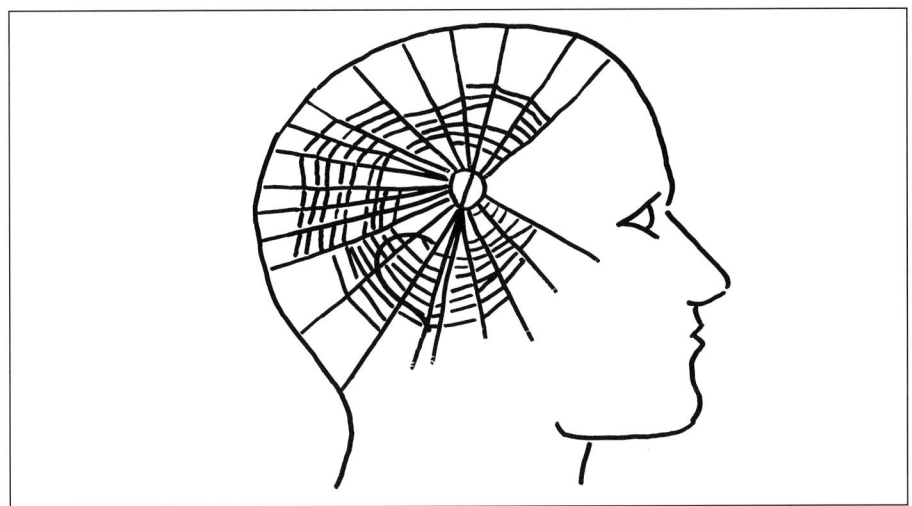

Abb. 7 : Der sektorale Ausschnitt des Spinnennetzes verdeutlicht die funktionale Störung. Die Widerherstellung der Funktion ist durch Behandlung der
defekten Stelle möglich.

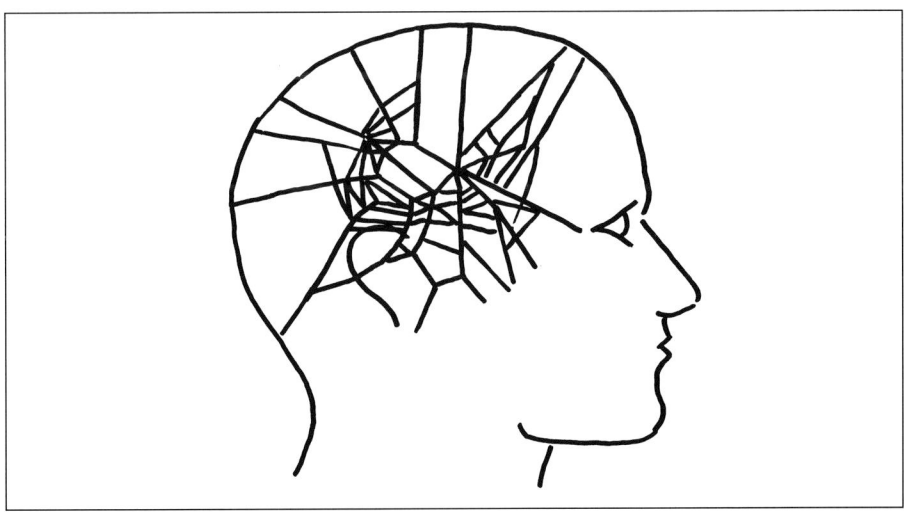

Abb.8: Das Gefüge des Spinnennetzes ist destruiert. Das Verhältnis Zentrum
- Peripherie ist gestört. Die MD ist primär eine strukturale Störung. Dies
begründet unsere Systemtherapie.

103

Ähnliches gilt auch für degenerative Krankheiten wie chronische, therapieresistente Maculo- und Neuropathien, das trockene Auge (Sicca-Syndrom), [26] Uveitis (Aderhautentzündung) usw.

Zu den Kategorien „**Funktion**", „**System**" und „**Struktur**" kommt schließlich eine weitere, nämlich die der „**Energie**" hinzu. Für die Pathologie (Krankheitslehre) spielt der zweite Satz der Thermodynamik (Entropie) eine wichtige Rolle. Das Verhalten der Energie ist nämlich maßgebend für die Bestimmung von Prozeßabläufen. Innerhalb des visuellen Systems, das vital, empfindlich, d.h. instabil arbeitet, ist die Zuführung artifizieller Energie nicht immer sinnvoll, sondern zeitweise sogar kontraindiziert, weil dadurch das sensible Gleichgewicht dekompensiert werden kann. Wir verweisen auf die neueren Erkenntnisse der Quantenmechanik, der Komplemen-taritäts-theorie, sowie auf die Katastrophen- und Chaostheorie. [27]

Die Konsequenzen für die Diagnostik und Therapie der MD sind folgende:

1. Die altersbedingte Maculadegeneration ist nicht eine auf die Netzhautmitte beschränkte

Erkrankung, sondern erstreckt sich auf das gesamte Wahrnehmungssystem (vgl.Farb-Abb.: F1). Demzufolge muß sich die Therapie ebenfalls auf das gesamte System beziehen. Dies ist die von uns praktizierte „**Systemtherapie**". Eine **einzelne** Methode (Monotherapie) wie Tabletten, Bestrahlung, Akupunktur, o.a. kann nicht. erfolgversprechend sein, weil dadurch immer nur ein **Teil** des Geschehens behandelt wird. Dies stützt sich nicht nur auf unsere langjährigen persönlichen Erfahrungen, sondern wird auch von Professor Bangerter.

Das Verhältnis zwischen Arzt und Patient kann nicht länger als eine strenge Subjekt-Objekt-Beziehung angesehen werden; es muß vielmehr als ein kommunikatives Verhältnis mit dem Ziel, dieses schwierige Problem gemeinsam zu analysieren und eine vernünftige Lösung hierfür zu erarbeiten.

Die Gegenüberstellung der Elemente von Linearität und komplexer Nicht-Linearität (Abb.9) zeigt die Kriterien für eine globale logische und methodische Analyse auf und liefert die Grundlage für eine rationale Argumentation. Individualität und Subjektivität des Patienten, seine konkreten Bedürfnisse und Verträglich-

LINEARITÄT	KOMPLEXE NICHTLINEARITÄT
1. KLASSISCHE LOGIK DES ENTWEDER-ODER	MEHR-WERTIGE LOGIK DES SOWOHL-ALS-AUCH
2. AUSSCHLUß DES WIDERSPRUCHS	UNVERMEIDBARKEIT DES WIDERSPRUCHS
3. NOTWENDIGKEIT DES GESCHEHENS (AUSSCHLUß DES ZUFALLS)	EINBEZIEHEN DES ZUFALLS
4. DETERMINISMUS	QUASI INDETERMINISMUS
5. KORRESPONDENZ VON URSACHE UND WIRKUNG	URSACHEN NICHT ERKENNBAR (SCHMETTERLINGSEFFEKT)
6. GLEICHFÖRMIGE EINDIMENSIONALE BEWEGUNGSFORM	FLUKTUATION, TURBULENZEN, BIFURKATIONEN
7. STABILES GLEICHGEWICHT	INSTABILES GLEICHGEWICHT
8. ENERGIEKONSERVIERUNG	ENERGIEDISSIPATION ENTROPIE
9. EINFACHHEIT, ORDNUNG, GESETZE	KOMPLEXITÄT, UNORDNUNG, CHAOS
10. ZEITSYMMETRIE,	ZEITASYMMETRIE ANISOTROPIE
11. ZEIT ALS PARAMETER DER BEWEGUNG, KINESIS	ZEIT ALS FERMENT INNERHALB DER PROZESSE METABOLE
12. EUKLIDISCHE GEOMETRIE	FRAKTALE GEOMETRIE
13. WAHRHEITSANSPRUCH	WAHRSCHEINLICHKEIT
14. DOMINANZ ÜBER DIE NATUR	AUSSÖHNUNG MIT DER NATUR
15. PROGNOSE: LANGFRISTIG	PROGNOSE: KURZFRISTIG

Abb.9 : Zwei entgegengesetze Modelle (Paradigmata) bzw. Zielvorstellungen der wissenschaftlichen Methodik und darauf aufbauende Argumentation zur Diagnostik und Therapie einfacher und komplexer Erkrankungen.

106

keiten, entscheiden letztlich über die Gestaltung der Therapie.

Auf einen Nenner gebracht, stellt die **Bio-Ophthalmologie** die folgenden Grundfragen heraus:

1. Grenzen der Technologie, z.B. Implantation von Mikrochips zur Herstellung des künstlichen Sehens kann niemals das natürliche Sehen ersetzen. Chirurgische Manipulationen am neuro-retinalen Gewebe lösen das Problem der degenerativen Erkrankung **nicht**. Sie lösen vielmehr eine Art Kettenreaktion aus, weil eine Operation die andere nach sich zieht.

Die daraus entstehenden iatrogenen Schäden können mit den derzeitigen schulmedizinischen Therapien nicht wieder behoben werden.

2. Die Pharmakologie muß ihre Wirkungsskala differenzieren und erweitern. Es hat sich gezeigt, daß die artifiziell, synthetischen Stoffe nicht in der Lage sind, chronische Erkrankungen erfolgreich zu behandeln. Daher erscheint uns die Anwendung neuer Mittel, wie Lymphstoffe, zwingend notwendig. Pflanzliche Mittel, Enzyme und hochmolekulare organspezifische Proteine (Wirkungsprinzip ist die Informationstheorie) sind die in der Biotherapie hauptsächlich angewandten Präparate. Ihre Wirksamkeit liegt im Bereich des Höchstwahrscheinlichen. (vgl. Abb. 2)

Unverständlich ist, daß die Pioniere der Nachkriegs-Ophthalmologie, Rudolf Thiel und Fritz Hollwich (ehemaliger Leiter der Universitäts-Augenklinik Münster) in dem bis heute als Standardwerk geltenden Buch „Therapie der Augenkrankheiten" die retrobulbäre Implantation von Plazenta- und Amnion-Gewebe als eine erfolgreiche Methode beschreiben, [28)] während ihre Schüler und in ihrem Gefolge die Krankenkassen heute behaupten, es gäbe zu diesem Thema keine wissenschaftliche Literatur und demzufolge diese Behandlungsart hartnäckig ablehnen.

3. Überwindung des bestehenden Methodenmonismus vom Lokalen, Begrenzten und Linearen (Nahwirkungsprinzip) zum Allgemeinen, Vernetzten und Nicht-Linearen (Fernwirkungsprinzip), d.h. zu einem Methodenpluralismus. Die Erweiterung des Forschungsansatzes wird durch einen Paradigmawechsel, d.h. eine Veränderung des bestehenden medizinischen Modells des mon-okausalen Denkens zugunsten eines holistischen Prinzips vollzogen. Die zeitgenössische Physik liefert die naturwissenschaftliche Grundlage hierfür. [29]

4. Die gegenwärtige klinische Neuro-Ophthalmologie verharrt immer noch in der klassischen Phase der Hirnforschung, die nach dem 1. Weltkrieg mit der Lokalisation von Hirnverletzungen begann. In dieser Sichtweise funktioniert das Gehirn nach dem Reiz-Reaktions-Schema, wobei man bisher sicher zu sein glaubte, daß das erkrankte neuronale Gewebe nicht regenerationsfähig sei.

Die jüngsten Ergebnisse der Neuro-Biologie bestätigen das Gegenteil: Demzufolge ist die Fähigkeit zur Zellteilung auch im menschlichen Gehirn prinzipiell bis zum Lebensende möglich.[30] Dies ist Ausdruck einer ständigen Plastizität, d.h. Wandlungsfähigkeit des Gehirns.

Dies gibt uns die Begründung dafür, auf diesem Weg fortzufahren und unsere aktiven Bemühungen zu intensivieren.(Abb.10)

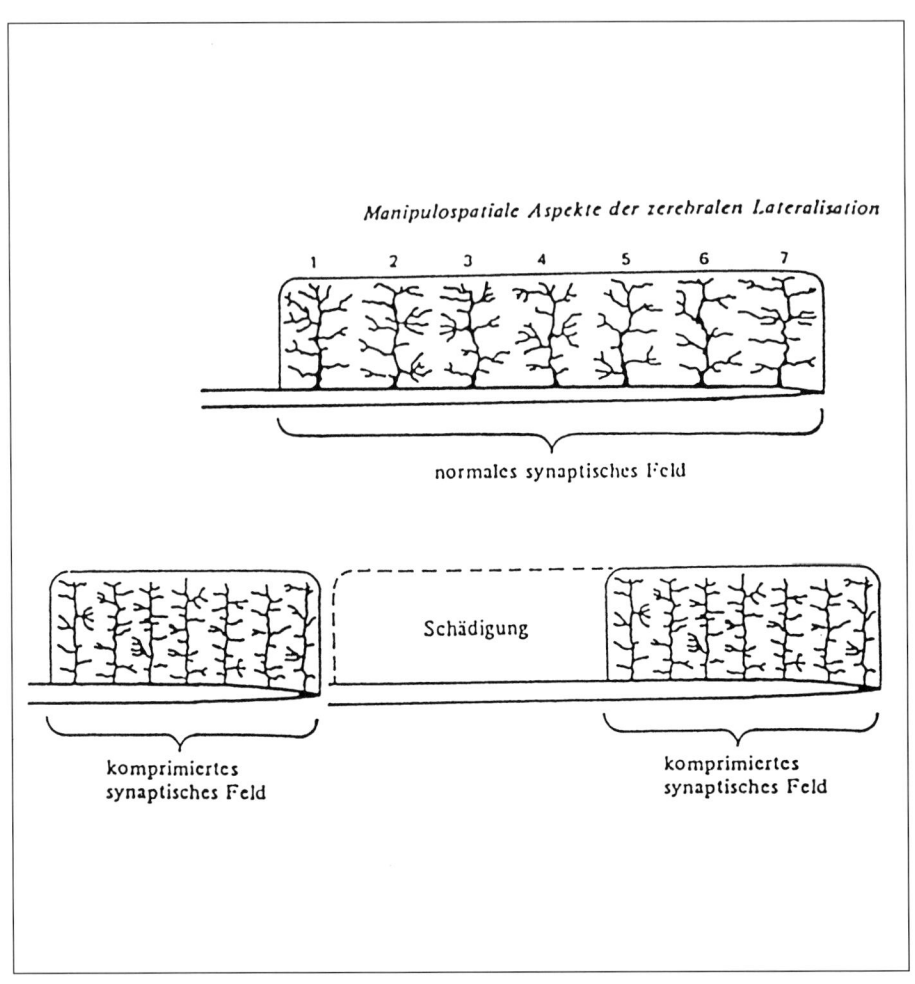

Manipulospatiale Aspekte der zerebralen Lateralisation

normales synaptisches Feld

Schädigung

komprimiertes
synaptisches Feld

komprimiertes
synaptisches Feld

Abb. 10: Die Netzhaut besteht aus einer vertikalen und einer horizontalen neuronalen Textur, die eng miteinander verwoben sind. Der Kontakt zwischen den Nervenzellen erfolgt durch Synapsen, die nach den neuen Erkenntnissen der Neuro-Biologie nicht nur entwicklungsfähig, sondern auch in der Lage sind, neue Funktionseinheiten bilden zu können. Bei Schädigung einer Netzhautstelle durch Ödeme oder Blutungen kann durch die Systemtherapie eine Wiederherstellung von Funktion und Struktur angeregt werden. Die Degeneration kann in begrenztem Umfang in Regeneration überführt werden.

STATISTISCHE AUSWERTUNG AUS 14 JAHREN

Nach nunmehr über 14 Jahren Erfahrung mit der Behandlung der verschiedenen Formen der Maculopathie verfügen wir über eine ausreichende Anzahl von Fällen für die statistische Auswertung.

Ziel dieser Studie war die Überprüfung der therapeutischen Chancen sowie die Ermittlung statistischer Wahrscheinlichkeiten und Korrelationen über den Verlauf der Krankheit und ihre Prognose.

Exsudative, feuchte Maculadegenerationen

Es wurden die Krankheitsgeschichten von 342 Patienten mit exsudativer, feuchter MD ausgewertet, die nach dem Regensburger Modell mit Systemtherapie in Kombination mit Radiotherapie behandelt worden waren. Darunter befanden sich 274 Frauen (80%) und 68 Männer (20%).

Die **Altersverteilung** war wie folgt:

zwischen 50 und 60 Jahren : 20 Personen (6%)
zwischen 60 und 70 Jahren : 82 Personen (24%)
zwischen 70 und 80 Jahren: 127 Personen (37%)
zwischen 80 und 90 Jahren : 113 Personen (33%)

Tabelle 1 (s.auch Farbabb.: F9)

Kriterien der Auswertung

Die Bewertung der Behandlungsergebnisse wurde nach folgenden Kriterien durchgeführt: Visus und Gesichtsfeld (gemessen am Goldmann Perimeter) wurden vor Beginn und am Ende der Behandlung ermittelt. Bei Vorliegen von Metamorphopsien (Verzerrtsehen) wurde üblicherweise ein Amslertest durchgeführt. Zusätzlich erfolgte im Rahmen der Diagnostik von Migräne und Kopfschmerz eine Binocularitätsprüfung, sowie eine neuro-ophthalmologische Untersuchung des Senkungsapparates (Kopf und Augen-muskeln) beim Nahsehen. (Musculus Trapezius, Atlanto-occipital-Gelenk, Trochlea-Palpation, Palpation der 6 Muskelansätze am Bulbus, sowie Sensibilitätsprüfungen der Kopfhaut). Hinzu kamen die üblichen augenärztlichen Routinekontrollen.

Maßstab der Visusbesserung ist eine deutliche **Steigerung um 2 Stufen**, z.B. von 0,5 p auf 0,8 p. Im Bereich sehr schwacher Sehkraft z.B. bei einem Anfangsvisus von 0,1 (10%) sprechen wir von einer Verbesserung beim Erreichen von 0,2 (20%) (3 Stufen).

Als **stabil** wurde die unveränderter oder minimaler Sehverbesserung (nur 1 Stufe mehr) gewertet.

Als unverändert bezeichnen wir die subjektive und objektive Konstanz der Funktionen.

Da im Verlauf unserer Behandlung die Dosierung und Auswahl der verabreichten Präparate sich langsam steigert, konnten wir in fast allen Fällen eine Verschlechterung des Zustandes unter der Behandlung vermeiden. In seltenen Fällen auftretende unerwartete Allergien können den Behandlungsverlauf allenfalls verzögern, nicht aber negativ beeinflussen.

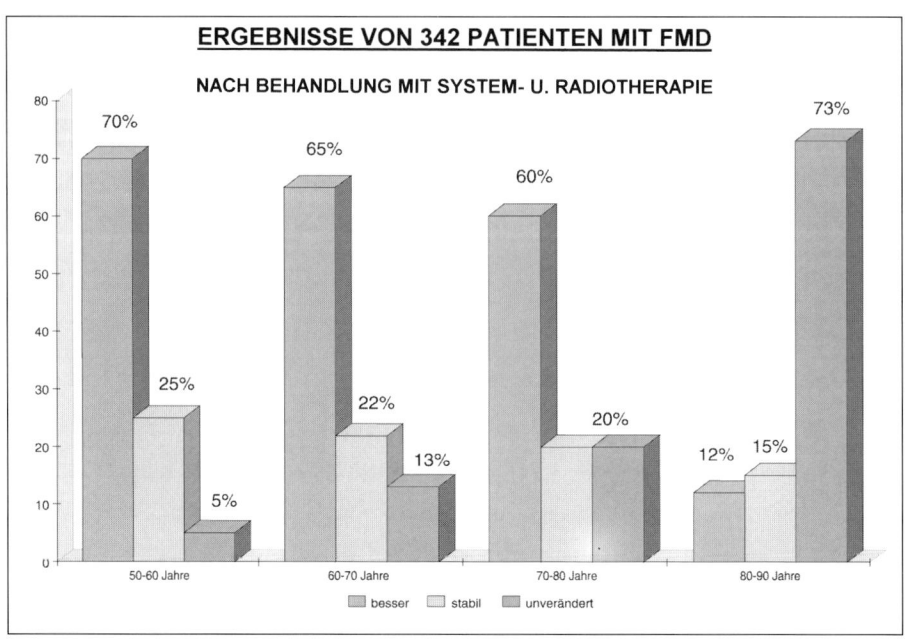

Abb. 11 : Auswertung der Behandlungsergebnisse von 342 Patienten
(vgl. Farbabb.: F10)

Der Abb.11 ist zu entnehmen, daß die besten Behandlungserfolge erreicht werden, je jünger die Patienten bei Behandlungsbeginn sind. Bei der Altersguppe zwischen 50 und 60 Jahren erreichten 7o% eine funktionelle Verbesserung, während es bei der Altersgruppe zwischen 80 und 90 Jahren nur noch 12% waren, wobei die mittleren Altersgruppen zwischen 60 und 70 und zwischen 70 und 80 Jahren immerhin noch eine Verbesserungsrate von 65-60% aufwiesen. Mit dem **80. Lebensjahr** beobachteten wir eine Art **biologischer Schnittstelle** : in der Regel wirken ab diesem Alter zunehmend verschlechternde Faktoren des Allgemeinzustandes ein.

Bei den Fällen, die trotzt des hohen Alters eine Verbesserung der Sehfunktionen erreichten, handelte es sich um Personen, die nicht an schweren Begleiterkrankungen litten, die gut motiviert waren und deren Persönlichkeitsstruktur ausgeprägt war. Zum Teil waren sie als Selbstständige noch berufstätig. Mit anderen Worten: geistige und körperliche Aktivität ist die beste Voraussetzung für einen guten Allgemeinzustand.

Der neuronale und sensorische Status

Unsere pathophysiologische Erklärung der Maculadegeneration als primär neuro-corticale Fehlsteurerung des Wahrnehmungssystems konnte statistisch belegt werden. Der moderne Mensch betätigt sich überwiegend im Nahbereich und bewegt sich wesentlich weniger als in früheren Zeiten. Der Bewegungsapparat des Auges ist jedoch ursprünglich für die Ferne konzipiert. Dem entspricht die Tätigkeit des Menschen als Jäger, Seemann, Bauer usw. Die Lebensführung und Aktivität überwiegend im Nahbereich (Büroarbeiten, Computertätigkeit, Feinmechanik, Näherei usw) ist strukturell nicht vorgesehen und verursacht dement-sprechend Neuropathien und Myalgien, die das Sehen beeinträchtigen (asthenopische Beschwerden verbunden mit Brennen der Augen, Tränen, Kopfschmerzen, Reiben und diffusen Schmerzen im frontalen Bereich). Das von uns nach Reihenuntersuchungen in fünf Nähereibetrieben in Nordrhein-Westfalen ent-deckte „oculo-cervicale Syndrom" (ocS) besteht aus folgenden Elementen: Druckempfindlichkeit der Nackenmuskeln und im Bereich des Atlanto-

occipital-Gelenkes in Verbindung mit Schmerzen der Augenmuskeln, die die Blicksenkung bewirken (Musculus Obli-quus superior und Musculus Rectus inferior).
Die periphere Neuropathie (ocS) geht über die Ciliarisneuralgie hinaus. Sie macht sich bemerkbar durch Schmerzen und Druckgefühl hinter dem Auge und stechenden Schmerz bei Augenbewegungen und beim Lesen. Bei der feuchten MD konnten wir sie in 83 % der Fälle beobachten.

Die **zentrale und sensorische Neuropathie** war wie folgt feststellbar:

Gesichtsfeldstörungen:	72%
Hörstörungen:	65%
Gedächtnisstörungen:	40%
Schwindel:	36%
Metamorphopsien:	30%
Geruchs- und Geschmackssinnstörungen:	24%.

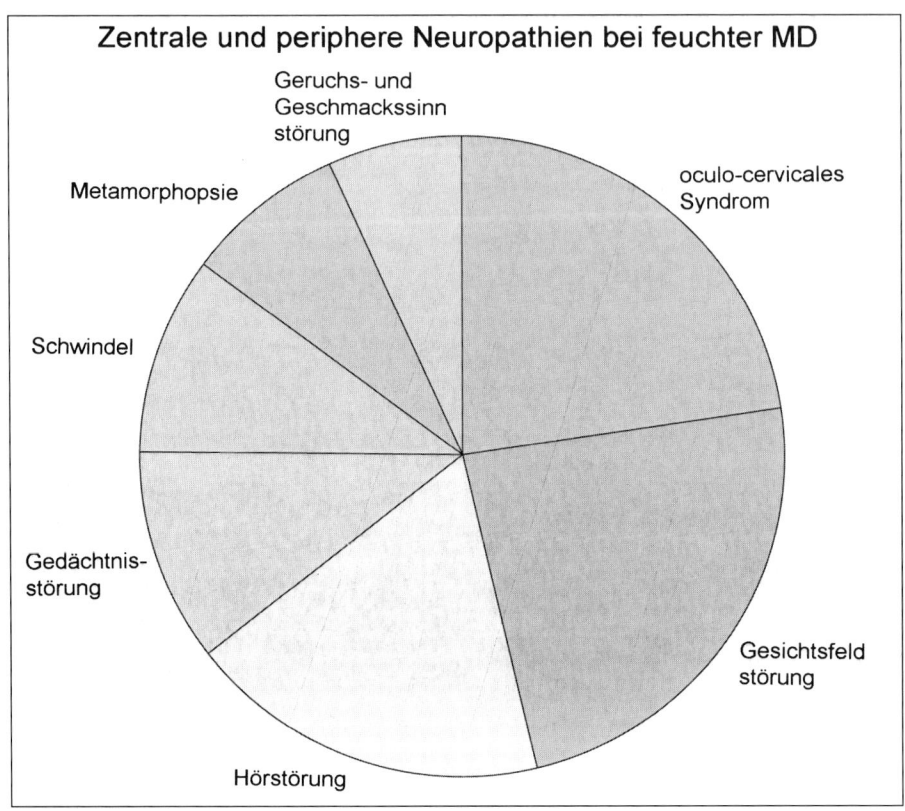

Abb. 12 (vgl. Farbabb. F11)

Zentrale und periphere Neuropathien bei FMD
Durch Neuraltherapie in Verbindung mit
Schädel- und Ohrakupunktur sowie Augen-
bewegungs- und Farbübungen konnte ein
beachtlicher Teil der neuronalen Beschwerden
reduziert werden.

Langzeitsudie: 5-10 Jahre Beobachtung

Von den 1195 im Laufe der vergangenen 12 Jahre behandelten Patienten mit feuchter und trockener MD wurden 55 Fälle in einer Langzeitstudie über einen Zeitraum von 5 bis 10 Jahren ausgewertet.

Auswahlkriterium war die Voraussetzung, daß die Patienten in dem genannten Zeitraum regelmäßig ca. zweimal im Jahr nachbehandelt worden waren. Dies erklärt die verhältnismäßig geringe Anzahl der Fälle. Erschwerend wirkte sich aus, daß

1. Begleiterkrankungen wie Operationen in Narkose, Apoplexien, Blutdruckkrisen, Diabetes u.a. Verschlechterungen des Allgemeinzustandes, die zur Reiseunfähigkeit führen, z.T. auch Todesfälle, sind bei dem hohen Alter der Patienten häufig. Dies reduzierte die Grundgesamtheit der Langzeitstudie zwar erheblich; die Struktur dieser Gruppe , was Alter, Grunderkrankungen usw. anbelangt, entspricht jedoch im Großen und Ganzen derjenigen der Gesamtgruppe.

2. Da es sich um ältere Patienten handelt (z.T. über 90 Jahre alt), waren sie in der Regel auf

die Begleitung von Angehörigen oder Freunden angewiesen, deren Terminplanung nicht immer mit der der Patienten in Einklang zu bringen war. 3. Die Mehrzahl unserer Patienten hat eine Anreise von 500 - 1000 km zurückzulegen, um zur Behandlung zu kommen.

Der Anteil der Frauen beträgt 75%, derjenige der Männer 25%. Das Durchschnittsalter liegt bei ca. 73 Jahren. Das überwiegend hohe Alter der untersuchten Personen erklärt die zunehmende Zahl von feuchten Macula-degenerationen bzw. von im Übergangsstadium befindlichen subretinalen Neovascularisationen (75%).

Die **Kriterien der Bewertung** entsprechen denjenigen, die wir in der vorangegangenen Studie über die feuchte MD bereits dargelegt haben. Die einzige Abweichung hiervon ist die Erfassung von Verschlechterungen. Dies ist auf die degenerative progressive Entwicklung der Erkrankung in Verbindung mit den normalen, biologisch bedingten Abbauprozessen zurückzuführen. Hinzu kommt, daß in einem solch langen Zeitraum bei einer Patientengruppe hohen Alters natürlicherweise vermehrt Allgemeinerkrankungen auftreten, die sich auf die visuellen Funktionen nachteilig auswirken. Dies sind z.B. wie bereits oben erwähnt, Schlaganfälle, Immunschwäche bedingte Infektionen mit Fieberzuständen, operative Eingriffe unter Vollnarkose, Blutzuckerschwankungen bei Diabetes, nicht beherrschbarer Bluthochdruck, aber auch Staroperationen.

Gerade die Vollnarkosen, deren Unschäd-lich-keit von Seiten der Anästhesisten und Operateure immer wieder betont wird, hinterlassen nachteilige Folgen für das Wahrnehmungs-system, wobei ganz sicherlich die psychologische Belastung, die mit jedem chirurgischen Eingriff verbunden ist, auch einen gewissen Anteil an der Sehverschlechterung hat.

Die Anzahl der ausgewerteten Fälle:
Es konnten über einen Zeitraum von

10 Jahren:	9 Patienten,
9 Jahren:	8 Patienten,
8 Jahren:	5 Patienten,
7 Jahren:	4 Patienten,
6 Jahren:	14 Patienten,
5 Jahren:	15 Patienten,

beobachtet werden.

Dies entspricht einer durchschnittlichen Beobachtungszeit von 7,5 Jahren. Über diesen Zeitraum kamen wir zu folgenden Ergebnissen bei Visus- und Gesichtsfeldmessungen:

Visus:

Verbesserung:	11 Personen = 20%
Stabilisierung:	25 Personen = 45%
Verschlechterung:	19 Personen = 35%

Gesichtsfeld:

Verbesserung:	15 Personen = 27%
Stabilisierung:	22 Personen = 40%
Verschlechterung:	18 Personen = 33%

Das **Ziel der Systemtherapie** ist grundsätzlich **defensiv** konzipiert. Sie erhebt nicht den Anspruch, eine kausale Therapie zu sein, oder gar die Erkrankung heilen zu wollen. Somit können wir den oben dargelegten Ergebnissen entnehmen, daß beim Visus (Vesserung und Stabilisierung zusammengenommen) 65% dem angestrebten Ziel entsprechen; beim Gesichtsfeld sind es 67%.

Bei den Fällen von Verschlechterungen handelt es sich um ein - meist in Verbindung mit weite-

ren Allgemeinerkrankungen stehendes - krank-
heits-, nicht therapiebedingtes Nachlassen der
Sehfunktionen. Mitunter treten auf Grund der
bereits vorliegenden Brüchigkeit der Gefäße
spontane Blutungen oder Ödeme auf, die die
Sehkraft beeinträchtigen.
Im Zeitraum von 1 bis 4 Jahren nach der
ersten Behandlung mit der Systemtherapie
sehen die **Ergebnisse** wie folgt aus:

Visusverbesserung bei	33 Patienten,
Stabilisierung bei	17 Patienten,
Verschlechterung bei	5 Patienten.

Das bedeutet:
**Das Behandlungsziel der Stabilisierung
wurde bei 50 von 55 Patienten (= ca. 90%)
erreicht.**

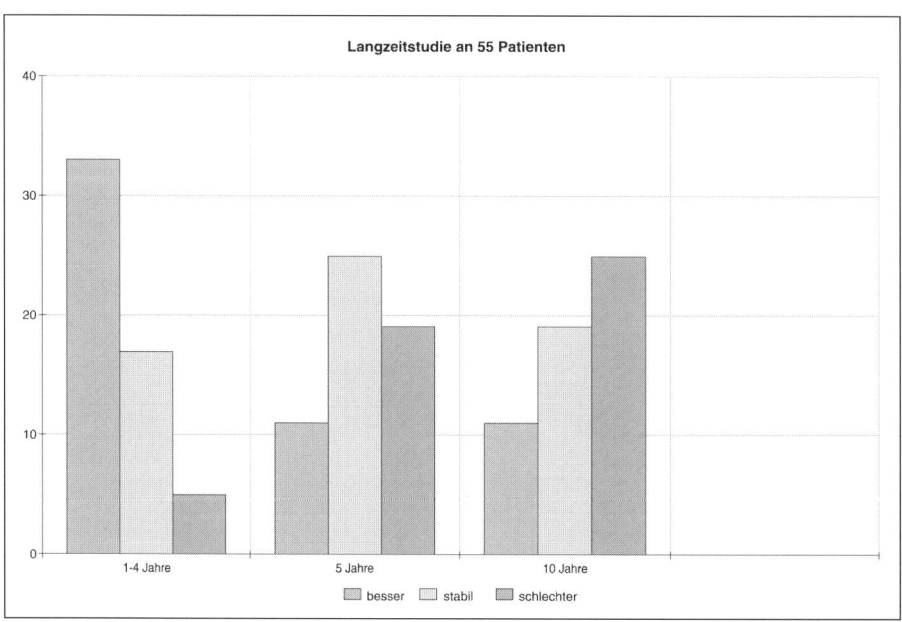

Abb. 13 (vgl. Farbabb. F12)

Das wichtigste Ergebnis dieser Untersuchungen ist die Erkenntnis, daß **gerade die trockene Maculadegeneration in jedem Fall so früh wie möglich behandelt werden muß**. Ist dies der Fall, bestehen die besten Aussichten, der praktischen Erblindung zu entgehen. (Vgl. hierzu auch die im Folgenden dargestellten Beispiele)

Inzwischen hat sich herausgestellt, daß sogar schon das **Vorstadium** der trockenen MD, die Fundussklerose (Gefäßverhärtung) behandelt werden sollte.

124

Case-studies:
Vier Beispiele aus unserer Langzeitstudie

1. Fall: S.E. männlich bei Behandlungsbeginn 1992 43 Jahre alt, Diagnose: trockene Maculopathie bei noch 100% Sehschärfe, Metamorphopsie und Gesichtsfeldeinengung. Nach klinischer Diagnostik und Kontrolle wurde die Erblindung in 10 Jahren für das Jahr 1997 prognostiziert. Der Behandlungsvorschlag einer Lasertherapie wurde vom Patienten abgelehnt.

Nach unserer Systemtherapie stellten wir bei der letzten Kontrolle im Januar 2001 - also im 10. Jahr nach Behandlungsbeginn! - die Verbesserung der gesamten sensorischen Funktionen und eine Visusverbesserung auf 1,2 bis 1,5p fest.

Dieser große Erfolg ist dadurch begründet, daß der Patient Frühsignale, wie zunehmende Sehverschlechterung und Auftreten von durchscheinenden Flecken, wahrnimmt und jeweils rechtzeitig zur Auffrischungsbehandlung kommt. Dieser Fall ist ein schlagender Beweis für die Notwendigkeit und Richtigkeit der Behandlung der trockenen Maculadegeneration und widerlegt eindeutig die noch immer weit verbreitete,

verantwortungslose Behauptung vieler Augenärzte, daß die trockene MD nicht behandelbar
und nicht behandlungsbedürftig sei.

2. Fall: K.G., weiblich, bei Behandlungsbeginn
im Jahr 1991 war sie 59 Jahre alt, Diagnose:
Maculablutung links mit Minderung der
Sehschärfe rechts: 0,5, links 0,16 , Gesichtsfeld-
ausfälle, Metamorphopsie, starke Cephalgie.
Die Therapie gegen die NH-Blutung mit
Ruticalzon-Tabletten war erfolglos.
Nach unserer Systemtherapie in Verbindung mit
Radiotherapie 20 Gy links: Befund im Februar
2001 (9 Jahre nach Behandlungsbeginn): Visus
rechts 0,8p, links: 0,16, Gesichtsfeldverbesse-
rung, Zurückgehen der übrigen neuronalen
Beschwerden.

3. Fall: P.G., weiblich, 67 Jahre bei Behandlungsbeginn im Jahre 1996, Diagnose: Macula-
foramen rechts bei Schielamblyopie links,
Cephalgie, Gesichtsfeldeinengung und Metamorphopsie. Visus rechts 0,8, links:
Fingerzählen in 10 cm. Die Langzeiteinnahme
von Cosaldon A-Tabletten war ohne Erfolg.
Nach unserer Systemtherapie: Befund im Jahre

2001 (nach 5 Jahren): Visus rechts: 1,0 - 1,2p, links: unverändert, Normalisierung des Gesichtsfeldes und zurückgehende Metamorphopsie.

4. Fall: L.U., weiblich bei Behandlungsbeginn im Jahre 1993 70 Jahre alt, Diagnose: Drusenmacula beidseits (trockene MD). Fluoreszenzangiographie und klinische Beratung mit dem Ergebnis, es sei „nichts zu machen".
Bei Behandlungsbeginn betrug der Visus rechts: 0,8p, links 0,6. Es lagen Gesichtsfeldeinengungen beidseits vor.
Die vorläufig letzte Kontrolle im Mai 2001 (nach 8 Jahren) ergab: Visus rechts 0,8p, links 0,8p , beidseits: 1,0 p.

Auswertung
Die über einen Zeitraum von 5 - 10 Jahren erfolgreich behandelten Patienten verdanken die Erhaltung bzw. Verbesserung ihrer Sehkraft in erster Linie der Tatsache, daß sie einerseits **rechtzeitig**, d.h. am Beginn ihrer Erkrankung mit noch gutem Anfangsvisus zu uns kamen und andererseits **nicht** mit Laser oder chirurgischen Verfahren vorbehandelt worden waren.

Bei den oben dargestellten Fällen, handelt es sich um Patienten, die in der Lage sind, die Prozesse im Wahrnehmungsbereich aufmerksam zu verfolgen, die Signale rechtzeitig wahrzunehmen und selbst zu entscheiden, wann eine Auffrischungsbehandlung notwendig ist.

Anzumerken ist, daß alle Beratungen, Entscheidungen und Kontrollen insbesondere bei Beginn und zum Abschluß jeder Behandlungsserie in Anwesenheit der Begleitpersonen (Ehepartner, Kinder u.a.) erfolgen und in einem schriftlichen Entlassungsbefund (Arztbericht) fixiert werden.

Abschluß

Im Gegensatz dazu sehen wir leider viel zu häufig Patienten, denen Erfolg durch chirurgische Eingriffe versprochen wurde, die jedoch die irreparable Erblindung (Amaurose) des operierten Auges zur Folge hatten.

Hierzu ein Beispiel: R.,E., eine 80 Jahre alte Patientin in sehr gutem psychischen und körperlichen Zustand.

Im Jahre 1997 wurde am letzten Auge in deutschen Universitätsklinik retinales Pigmentepithel implantiert in Verbindung mit einer

Vitrektomie. Der Anfangsvisus von 0,25 endete mit einer Amaurose, d.h. dem Verlust der Lichtwahrnehmung. In einem solchen Fall kann die Systemtherapie auch nicht mehr helfen. Am anderen Auge jedoch erreichten wir eine Verbesserung der Sehschärfe von Fingerzählen in 50 cm auf 0,05 bis 0,1p.

In der Regel beobachten wir als Spätfolgen operativer Eingriffe nach ca. 6 bis 12 Monaten eine schleichende, nicht mehr aufzuhaltende Verschlechterung der Sehkraft.
Viele dieser chirurgischen Therapien beruhen auf vorangegangenen Tierexperimenten. Hierin liegt ein entscheidender logischer Fehler, da der Wahrnehmungsprozeß als Denkprozeß nicht vom Tier auf den Menschen übertragen werden kann.
Experimente dienen der Heuristik, d.h. sind erkenntnisfördernd und informativ; sie dürfen jedoch keine chirurgischen Entscheidungen begründen, die u.U. fatale Konsequenzen zur Folge haben können.
Der Sinn der biologischen Therapie beruht auf der Einsicht der begrenzten Möglichkeiten therapeutischen Wirkens. Unsere Langzeitbeob-

achtung hat die Hypothese unserer Kritiker von der Möglichkeit einer „Spontanremission" oder von „witterungsbedingten Schwankungen" der Sehkraft widerlegt. Über einen Zeitraum von 10 Jahren läßt sich die Konstanz oder sogar Verbesserung der Sehkraft so nicht begründen. Ebensowenig ist eine psychologische Beeinflussung der Patienten **über Jahre** hinaus denkbar.

Grundsätzlich ist noch einmal darauf-hinzuweisen, daß chronische **Systemkrankheiten** nicht mit einer einzigen Methode erfolgreich zu behandeln sind, sondern einer **Systemtherapie** bedürfen. Die Kombination von biologischer - und Radiotherapie ist risikolos und subjektiv gut verträglich.
Durch eine vorausgegangene Lasertherapie, chirurgische Eingriffe oder z.T. auch durch die photodynamische Therapie verursachte irreparable Schäden erweisen sich für unsere regenerative Methode in der Regel jedoch als therapieresistent.

ANMERKUNGEN

1) Jaspers, K.: Von der Wahrheit, München 1947, S. 879ff

2) Hampton, G. Robert & Nelsen, Philip T.: Age Related Macular Degeneration, Principles and Practice, New York 1992, S.285 und 287.

3) Küchle, H.J. und Busse, H.: Taschenbuch der Augenheilkunde (3. vollständig neu bearbeitete und erweiterte Auflage) Bern 1991, S.356

4) Sradj, N.: Rollungsschielen - Physiologie - Instrumentarium - Therapie, Giessen 1979

5) Vol. 12, Nr.2, Februar 2001,S.1u.S. 22

6) Roush, W.: Envisioning an Artificial Retina in: Science vol.268, May 1995, S. 637f.

7) in: Viewpoint, News on Developments in Photodynamic Therapy" 4,2000 hrsg. von Ciba Vision

8) The Macular Degeneration Handbook, Natural Ways to pre-vent & Reverse it, Encinitas, CA 2000

9) Peseschkian, N.: Auf der Suche nach Sinn. Frankfurt/M. 1983, S. 128.

10) nähere Auskünfte insbes. Anschriften der Landesvereine erhalten Sie über den Spitzenverband in der BRD : Deutscher Blinden- und Sehbehindertenverband e.V.
Bismarckallee 30, D-53173 Bonn
Tel. (0228) 95 58 20 , Fax: (0228) 35 77 19
E-Mail: info@dbsv.org

11) Sradj, N./ Sradj, M..: Grundlagenforschung zwischen Erkenntnis und Interesse, in: Erfahrungsheilkunde 12 / 1998, S. 853-860 (Heidelberg)

12) Deutsches Ärzteblatt 4/28.Jan. 2000

13) vgl. Popper, Karl: Ausgangspunkte 2. Aufl. Hamburg 1982, S. 237 Original: Unended Quest, an intellectual autobiography, London 1974

vgl.auch: Rifkin, Jeremy: Entropie ein neues Weltbild, Hamburg 1982.

14) vgl. Popper, Karl : Quantum Theory and the Schism in Physics, London 1982, S.97 ff.

15) vgl. Singer, W. : Auf dem Wege nach Innen. 50 Jahre Hirnforschung in der Max-Planck-Gesellschaft, Göttingen, Vortrag am 26.2.98 , S. 9.

16) Marcuse, Ludwig: Amerikanisches Philosophieren - Pragmatisten, Polytheisten, Tragiker, Zürich 1994 S.8

17) vgl. Nagl, L. Pragmatismus, Frankfurt/M. 1998 S. 65.

18) Helmholtz, H. v. : Handbuch der physiologischen Optik, 3. Aufl. Hamburg, Leipzig 1910, S.31.

19) Helmholtz, H. v.: Schriften zur Erkenntnis. (Hrsg.: Herz, P. und Schlick, M.) Berlin 1921, S. VII.

20) Mach, E. : Die Analyse der Empfindungen und das Verhältnis des Physischen zum Psychischen. Leipzig 2. Aufl. 1900. Vergleiche auch: Mach, E.: Erkenntnis und Irrtum, Skizzen zur Psychologie der Forschung, Leipzig 1905 , S. 18 ff.

21) Vgl. Schlick, M.: Allgemeine Erkenntnislehre. 1. Aufl. Frankfurt / M. 1979 (Lizenzausgabe)Berlin 1925

vgl. auch: Mach, E. (Hrsg.): Wissenschaftliche Weltauffassung - Der Wiener Kreis - Veröffentlichungen des Vereines Ernst Mach, Wien 1929.

22) Popper, K. : Objektive Erkenntnis, Ein revolutionärer Entwurf. Hamburg 1973

23) Tschermak-Seysenegg , A. : Methodik des optischen Raumsinnes und der Augenbewegungen in: Handbuch der biologischen Arbeitsmethoden hrsg. von Abderhalden, E. Abt. V, Methoden zum Studium der Funktionen der einzelnen Organe des tierischen Organismus, Berlin, Wien 1937, S. 1427 ff. insbes. S. 1429.

Vgl. auch: Sradj, N. : Théorie de la Mesure avec l'Exemple du Chiffre Zèro. in: Bull. Soc. Opt. France 1990, 4, XC

24) Nachgefragt: Unethische Arzneimitteltests ? Interview mit Dr. Karin Michels in: Süddeutsche Zeitung Nr. 8 vom 12.1.1999 (Umwelt. Wissenschaft. Technik)

25) Prigogine; I. und Stengers, I.: Dialog mit der Natur. Neue Wege wissenschaftlichen Denkens. München, Zürich 1980 (Neuausgabe 1990)

Vgl. auch: Nicolis, G. und Prigogine, I.: Die Erforschung des Komplexen. Auf dem Weg zu einem neuen Verständnis der Naturwissenschaften. München 1987

und: Prigogine, I.: Vom Sein zum Werden. Zeit und Komplexität in den Naturwissenschaften. München 1992.

26) Sradj, N.: Neuropsycho-Immunologie der Keratoconjunctivis sicca und ihre Behandlung mit Mucosa compositum. in: Biologische Medizin, 25. Jg. Heft 6, 1996 s. 264 ff. (Baden-Baden)

27) Näheres vgl. Biophthalmologie, Bericht der Société Francaise d'Ophtalmologie, Paris 1992. Diese Forschungsrichtung wird bis heute in Deutschland weitgehend negiert.

28) Thiel, R. / Hollwich, F.: Therapie der Augenkrankheiten mit diagnostischen Hinweisen, Fibel für Praxis und Klinik, Stuttgart 1970, S 481.

29) Hanzl, G.: Das neue medizinische Paradigma, Theorie und Praxis eines erweiterten wissenschaftlichen Konzepts mit einem Vorwort von Prof. Hans-Peter Dürr, Heidelberg 1995.

30) Journal of Neural Transmission, Bd. 105, 1998, S. 317

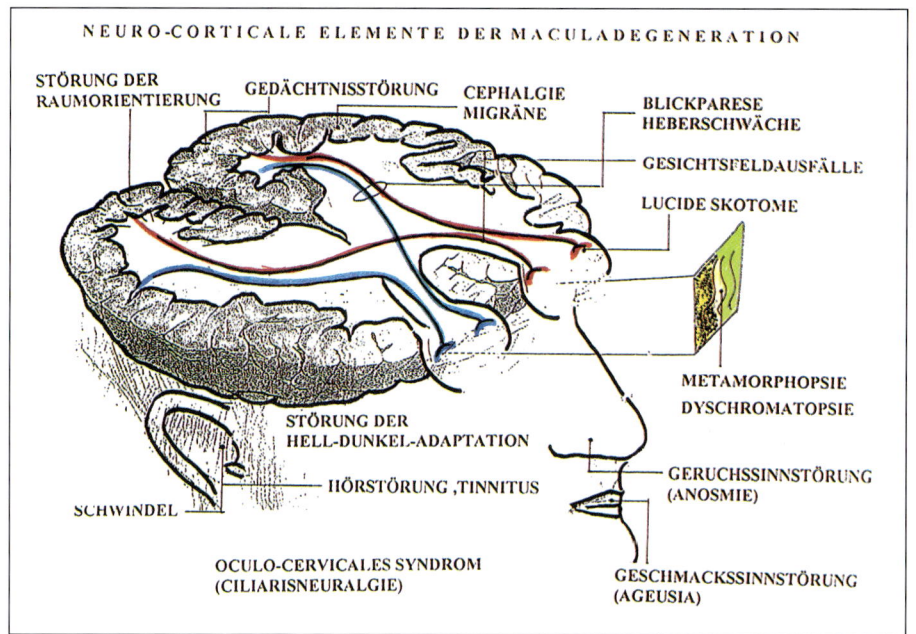

NEURO-CORTICALE ELEMENTE DER MACULADEGENERATION

STÖRUNG DER RAUMORIENTIERUNG

GEDÄCHTNISSTÖRUNG

CEPHALGIE MIGRÄNE

BLICKPARESE HEBERSCHWÄCHE

GESICHTSFELDAUSFÄLLE

LUCIDE SKOTOME

METAMORPHOPSIE DYSCHROMATOPSIE

STÖRUNG DER HELL-DUNKEL-ADAPTATION

HÖRSTÖRUNG ,TINNITUS

SCHWINDEL

GERUCHSSINNSTÖRUNG (ANOSMIE)

OCULO-CERVICALES SYNDROM (CILIARISNEURALGIE)

GESCHMACKSSINNSTÖRUNG (AGEUSIA)

Abb. F1: Die Vielzahl der neuro-corticalen Elemente der Maculadegeneration verdeutlicht, daß die Theorie von der sogenannten „Durchblutungsstörung der Netzhaut" als primäre Ursache der Maculopathie nicht aufrecht erhalten werden kann. Konsequenz: multifaktorielle Erkrankungen erfordern eine kom-plexe Therapie, die wir als Systemtherapie bezeichnen. Die Wahrnehmung der Metamorphosie (= Verzerrtsehen), Dyschromatopsie (= Störung des Farbensehens), luciden Skotome (= helle Gesichtsfeldausfälle) spricht für Veränderungen im vorderen oculären Bereich des visuellen Systems. Demgegenüber lassen Cephalgie (= Kopfschmerz), Migräne und symmetrische Gesichtfeldausfälle usw. auf Störungen des zentralen hinteren Anteil des visuellen Sysems schließen.

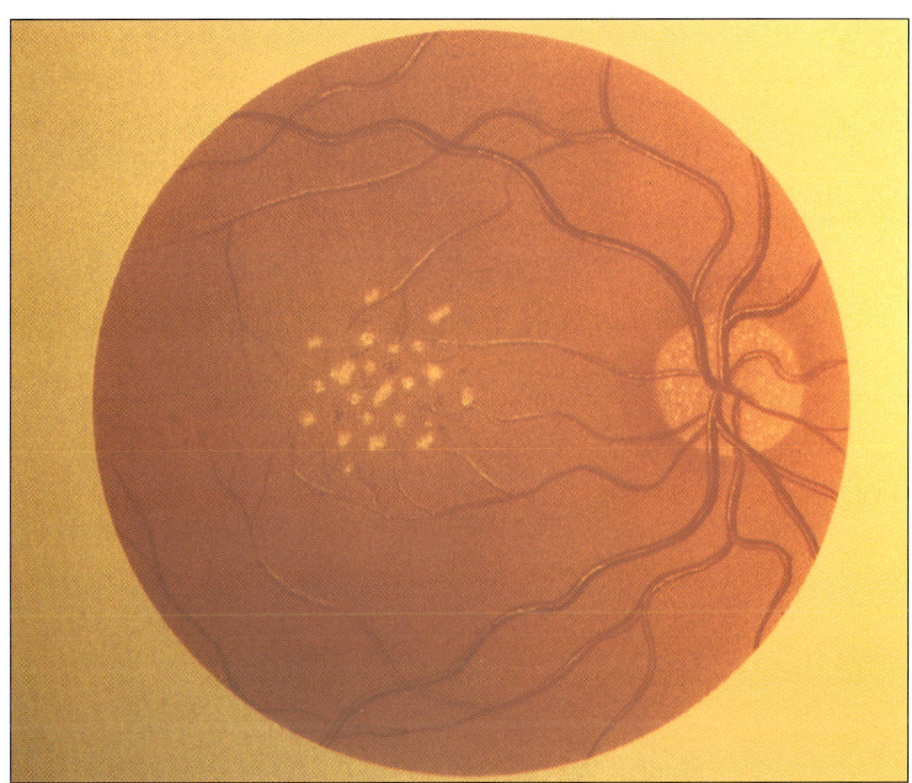

Abb. F2: trockene MD: Im Zentrum der Netzhaut sind helle Flecken erkennbar, die auf Verlust und Erkrankung des Pigmentepithel schließen lassen. In
die-sem Stadium liegt eine Verkümmerung (Atrophie) der neuro-vasculären
Elemente vor. Die vertikale und horizontale Architektur der retinalen Zellen
ist noch erhalten.

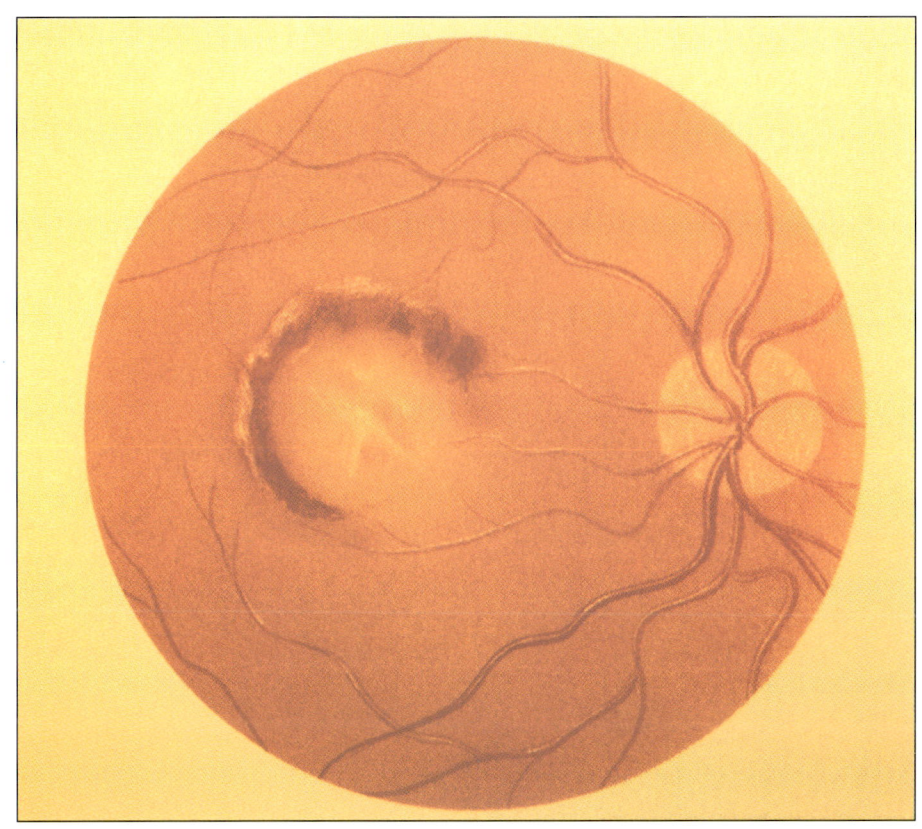

Abb. F3: feuchte MD: Im Zentrum der Netzhaut sieht man die Ödembildung umgeben von halbkreisförmigen Blutungen, die auf brüchig werdende Gefäße zurückzuführen sind. Sowohl Funktion als auch Struktur der Netzhaut sind hier schwer geschädigt.

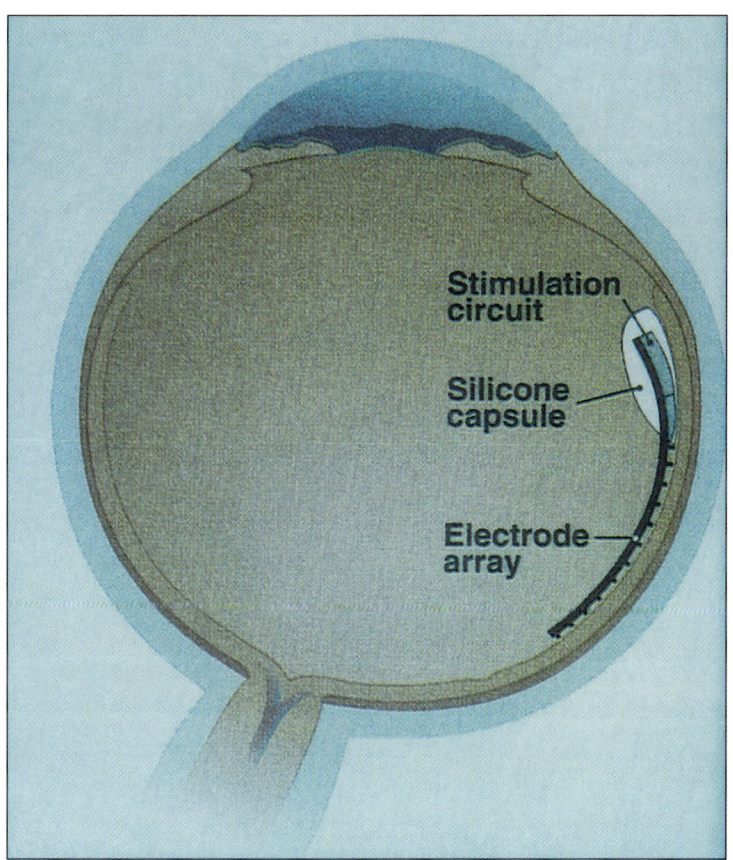

Abb. F4: Der Mikro-Chip ist als Neuralprothese gedacht, die in der Lage sein soll, visuelle Informationen in elektrische Impulse zu verwandeln und zum Gehirn weiterzuleiten. Voraussetzung für die richtige Umsetzung der Informationen in Bilder ist die normale Funktion der Ganglionzellen in der Hirnrinde. Bei Vorliegen einer altersbedingten MD ist dies sicherlich nicht mehr gewährleistet. (aus: Science, Vol. 268/5.May 1995, S. 637)

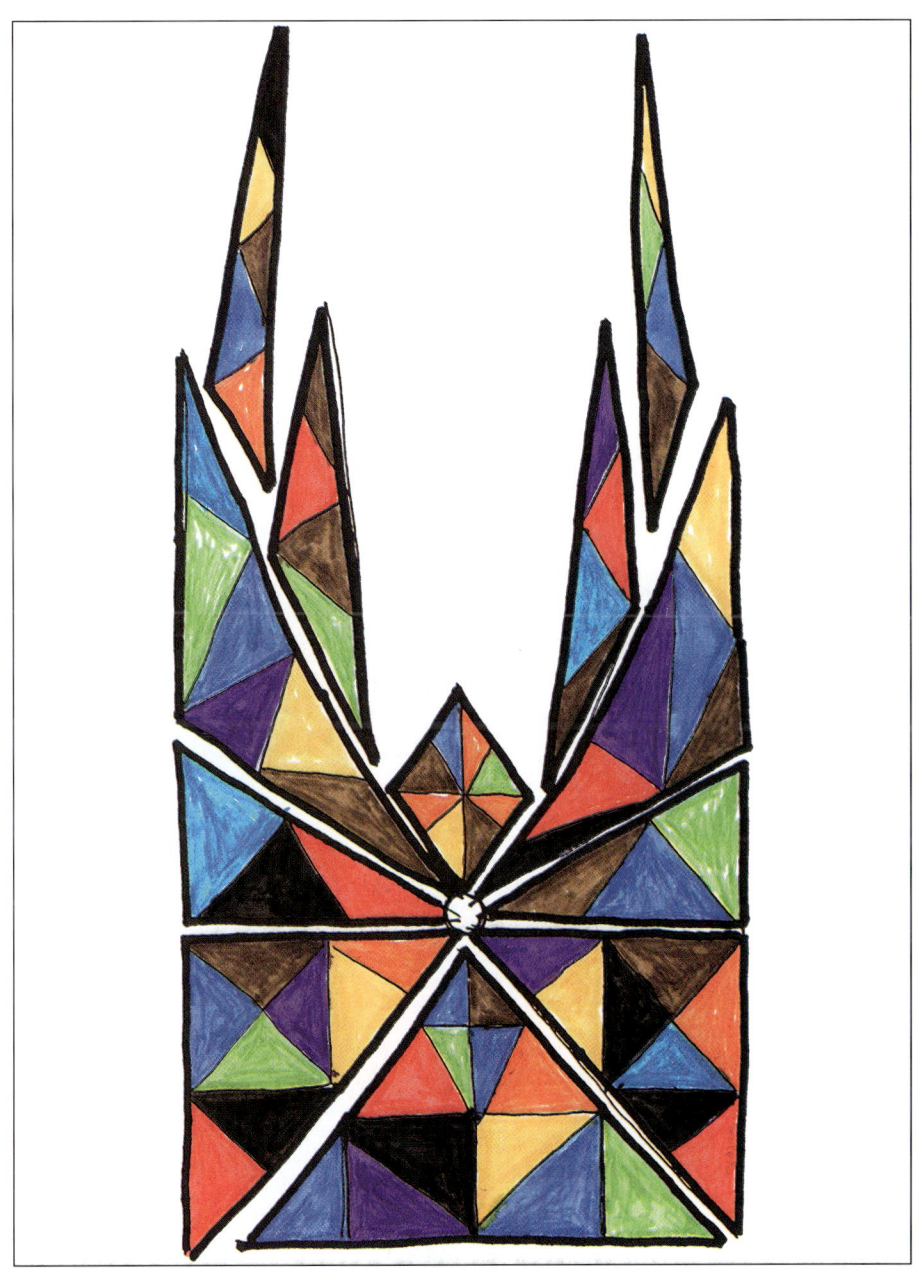

Abb. F5: Beispiel einer Farbübung nach Vorlage Abb. 9 (S. 39)

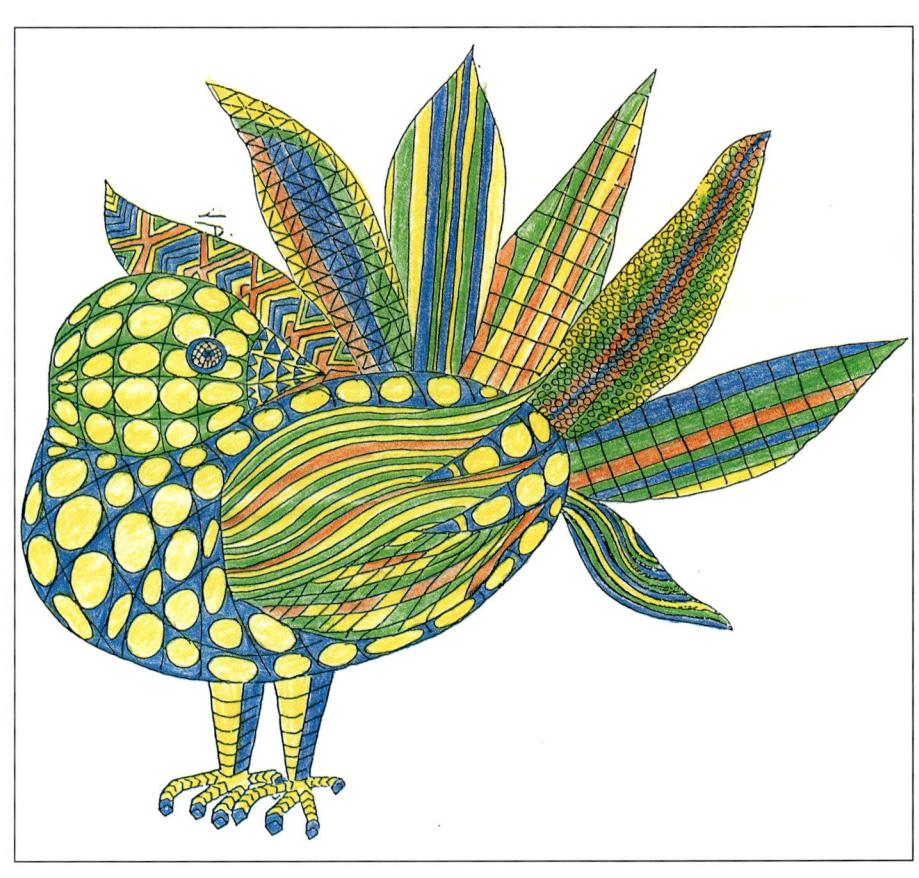

Abb. F6: Beispiel einer Farbübung nach Vorlage Abb. 8 (S. 38)

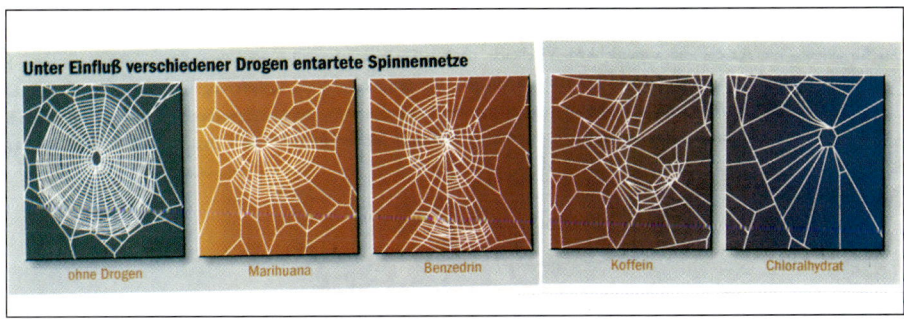

Unter Einfluß verschiedener Drogen entartete Spinnennetze

ohne Drogen   Marihuana   Benzedrin   Koffein   Chloralhydrat

Abb. F7: Die Bilder verdeutlichen den Unterschied zwischen einer funktionellen Störung, bei der ein begrenzter Ausfall des Netzwerkes zwischen 11.00 und 12.00 Uhr (nach Marihuana) festzustellen ist, und einer strukturellen Störung, wo die Architektur des Netzwerkes schwer erschüttert ist (nach Koffein). Die altersbedingte feuchte MD entspricht prinzipiell einer strukturellen Störung des gesamten visuellen Systems.

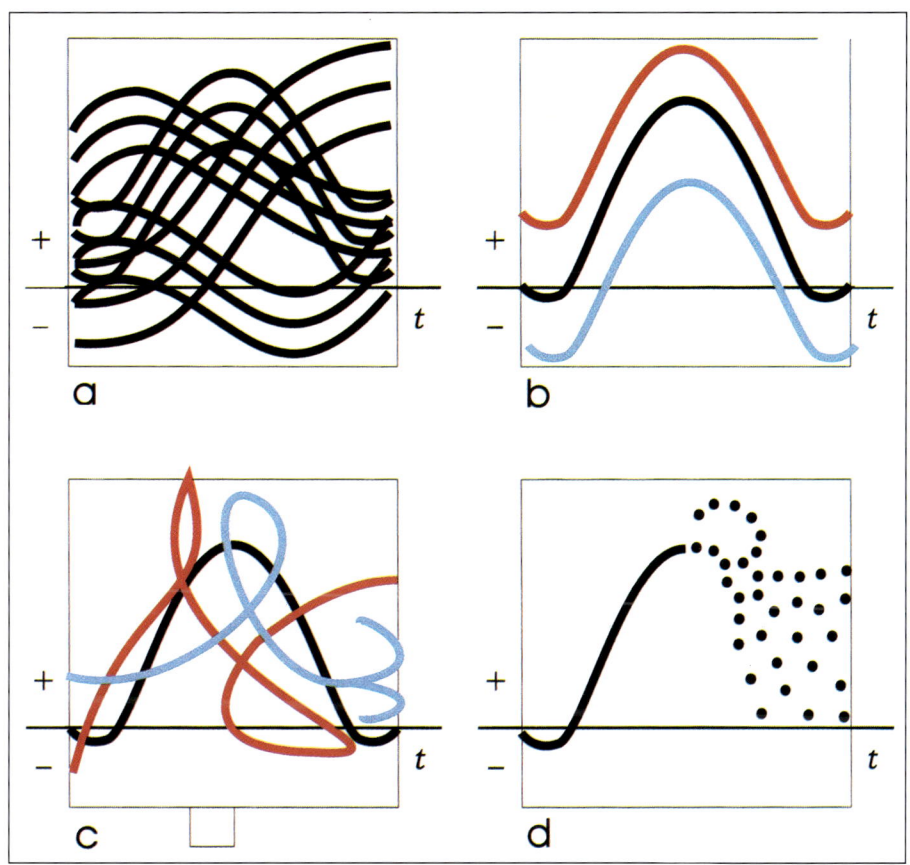

Abb. F8: Schematische Darstellung der Bewegungsformen im deter-ministi-
schen Chaos
a) Beispiel eines nach dem Prinzip des deterministischen Chaos ablaufenden Prozesses mit absoluter Unordnung und irregulärer Veränderung der
Verlaufsrichtung. Die Zeit „t" ist einerseits chronologisch, symmetrisch und
kinetisch, andererseits metabolisch im Sinne von Entstehung und Verfall.
b) Physiologische Verlaufsform mit kontrollierter Schwankungsbreite (=
Gesundheit)
c) Pathologische Verlaufsform eines Systems mit unkontrollierten Variablen,
Bifurkationen und Turbulenzen (= chronisch-degenerative Erkrankung)
d) Totale Dekompensation von Struktur und Funktion bei Verlust von
Energie bis hin zum Kältetod (= maximale Entropie) (vgl. S. 150)

ALTERSVERTEILUNG

342 FÄLLE MIT FEUCHTER EXSUDATIVER MD

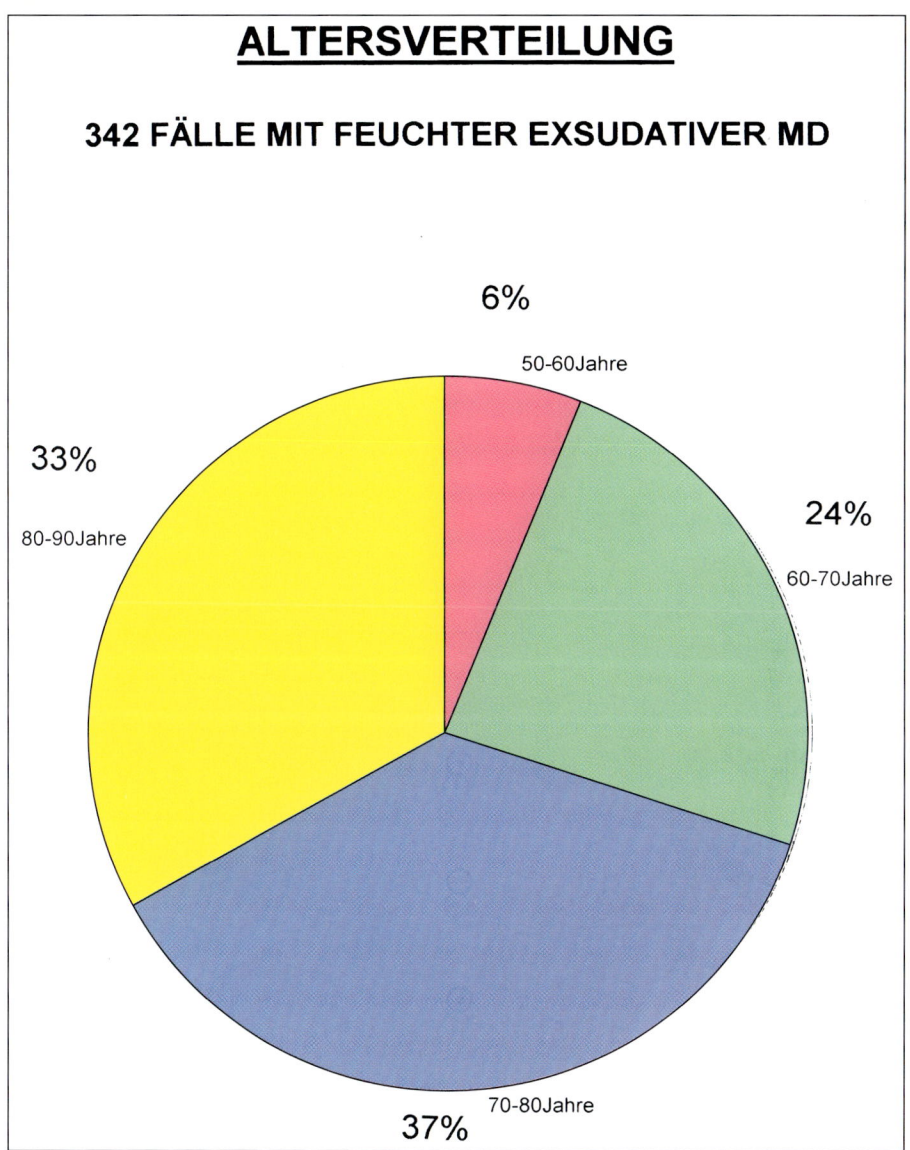

Abb. F9: Maculadegeneration ist primär eine Krankheit älterer Menschen. Ca. 70% der hier ausgewerteten Fälle waren im Alter zwischen 70 und 90 Jahren.

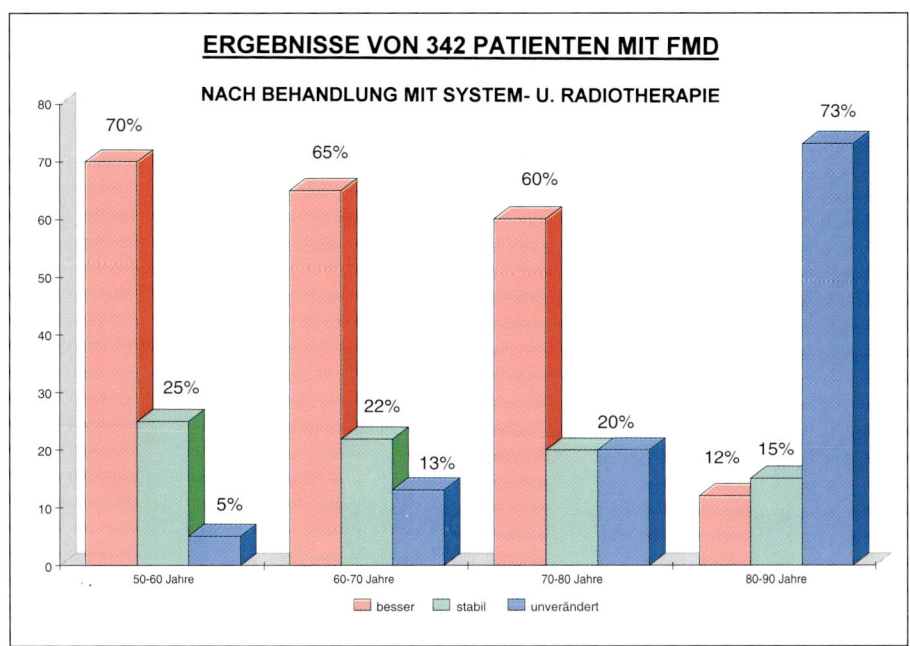

ERGEBNISSE VON 342 PATIENTEN MIT FMD

NACH BEHANDLUNG MIT SYSTEM- U. RADIOTHERAPIE

besser · stabil · unverändert

Abb. F10: Je jünger der Patient ist bzw. je früher die Behandlung der MD begonnen wird, desto größer sind die Erfolgschancen. Der biologische Schnitt liegt im 80. Lebensjahr. Ab diesem Zeitpunkt nimmt die Therapieresistenz zu. In solchen Fällen ist die Behandlung eher als palliativ, d.h. lindernd zu bezeichnen.

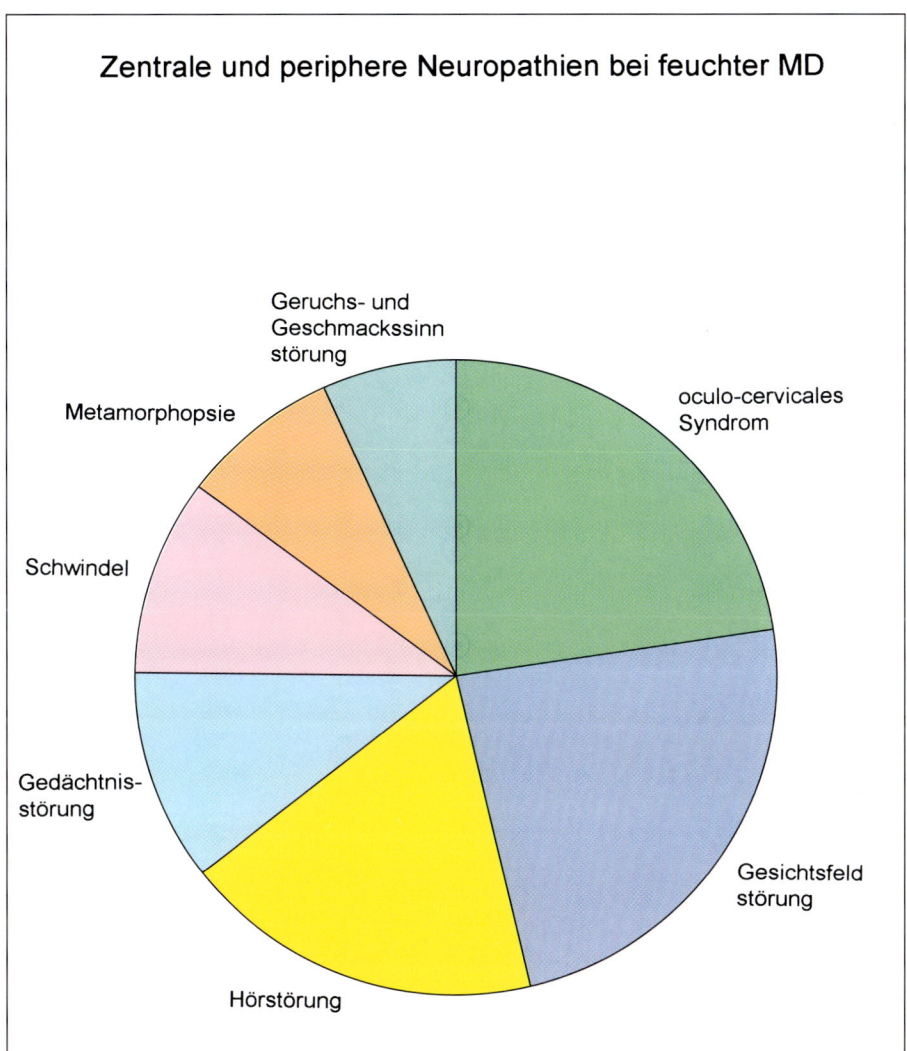

Zentrale und periphere Neuropathien bei feuchter MD

Geruchs- und Geschmackssinn störung

Metamorphopsie

Schwindel

Gedächtnis- störung

Hörstörung

oculo-cervicales Syndrom

Gesichtsfeld störung

Abb. F11: Die gleichzeitige bzw. vorausgehende Störung der anderen Sinnesorgane spricht für unsere Theorie der neuronal bedingten Ursache der MD. das oculo-cervicale Syndrom (ocS), das sich als Augenmuskelent-zündungen, Sensibilitätsstörung derKopfhaut und Druckschmerz im Bereich des Kopfgelenkes äußert, deutet auf eine periphere (äußerliche) Nervenbeteiligung hin.

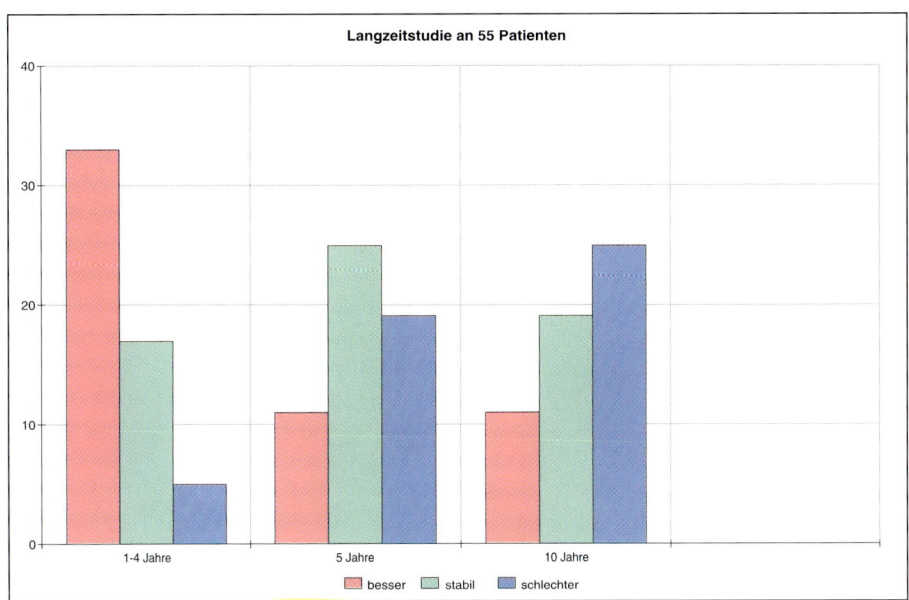

Abb. F12: Die Abbildung zeigt die Ergebnisse der Behandlung mit der Systemtherapie über einen Zeitraum von 1-4, 5 und 10 Jahren.
Bei einer durchschnittlichen Beobachtungszeit von 7,5 Jahren konnte eine Verbesserung und Stabilisierung von 65% beim Visus und 67% beim Gesichtsfeld erreicht werden.

RAUMARTEN

GEORMETRIE	PARALLELEN ANZAHL	WINKEL- SUMME	DIMENSION	KRÜMMUNG	MESSBARKT.	WISS. FORM	ÄSTHETIK
hyperbolisch Bolyai, Lobas- schewski 1826	$2-\infty$	$< 180°$	> 3	< 0	möglich erschwert		
parabolisch Euklid 300 v. Chr.	1	$180°$	3	0	leicht möglich		
sphärisch Riemann 1854	0	$> 180°$	> 3	> 0	möglich erschwert		
patholog. fraktal Sradj 1991	$>< 1$	$>< 180°$	$3 -\infty$	$>< 0$	nicht möglich		

Abb. F13: Die Formen der Raumwahrnehmung werden am Beispiel des Dreiecks in den 4 Geometrien dargestellt. Die Raumeigenschaften (Parallelaxiom, Winkelgröße, Zahl der Dimensionen und Krümmungsgrad) bestimmen die Meßbarkeit bzw. Nichtmeßbarkeit von Gegenständen.

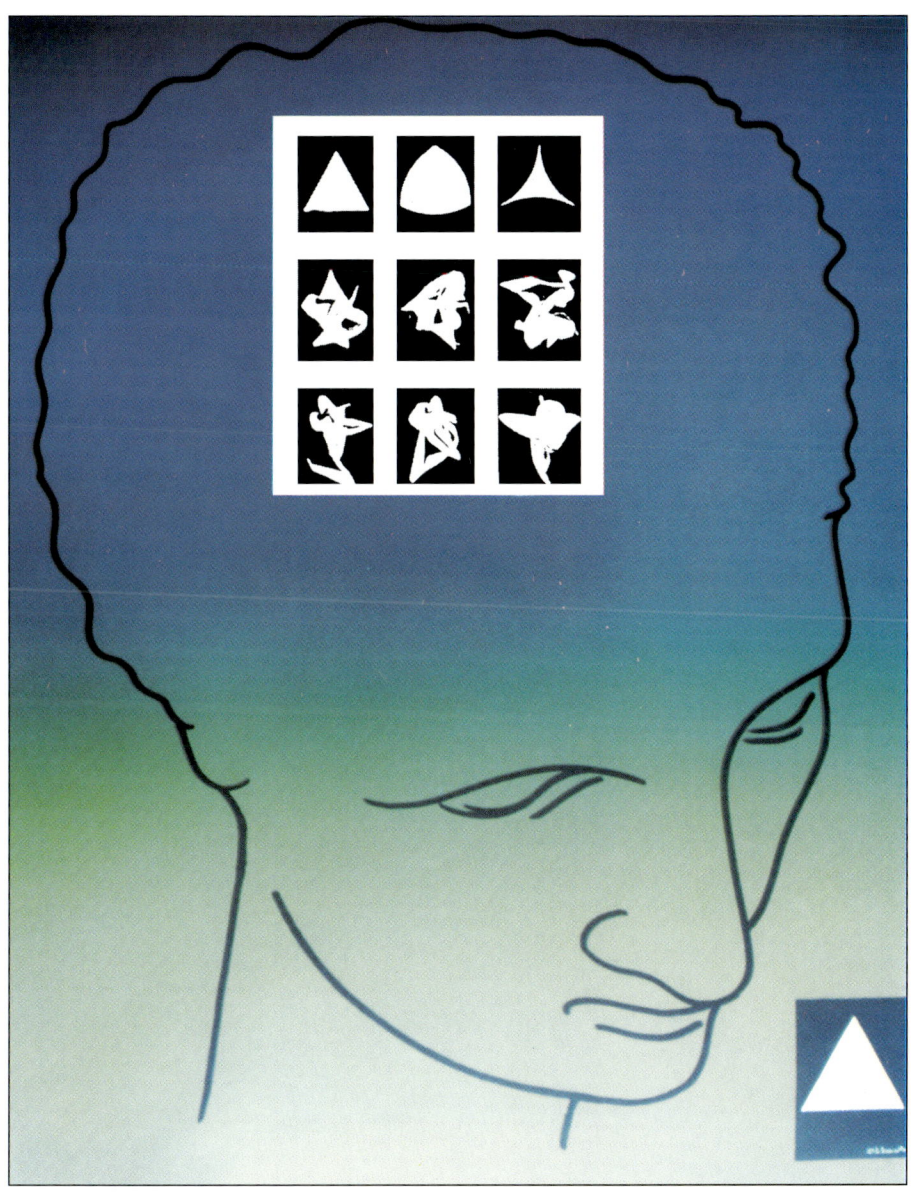

Abb. F14: Trianguläre metaeuklidische Transformationen als Leistung des Wahrnehmungssystems.

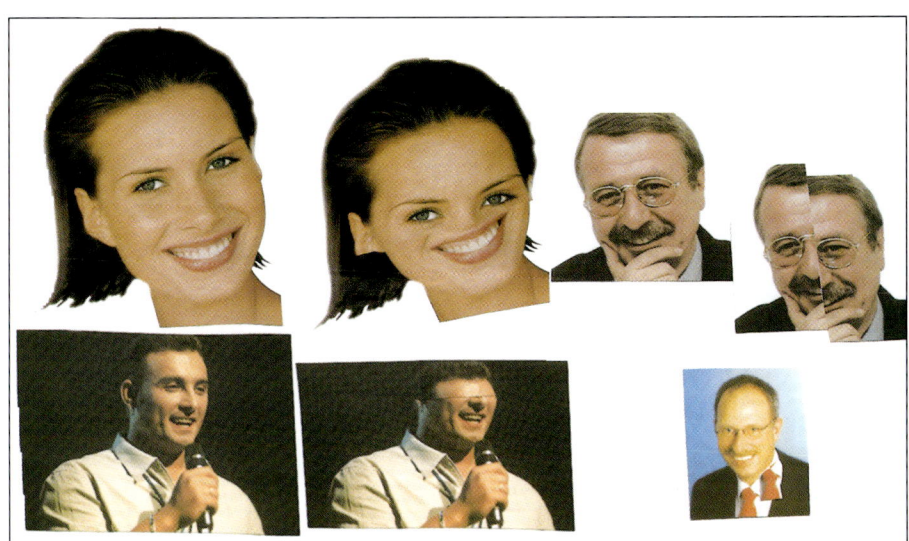

Abb. F15: Beispiele für das Verzerrtsehen bedingt durch eine Maculadegeneration. Es handelt sich hierbei um eine qualitative Deformation der Objekte, Schrumpfung der Strukturen, Verschwinden der Zwischenräume, Fältelung der Gesichter, vertikale Spaltung und partielle Verdoppelung von Details.

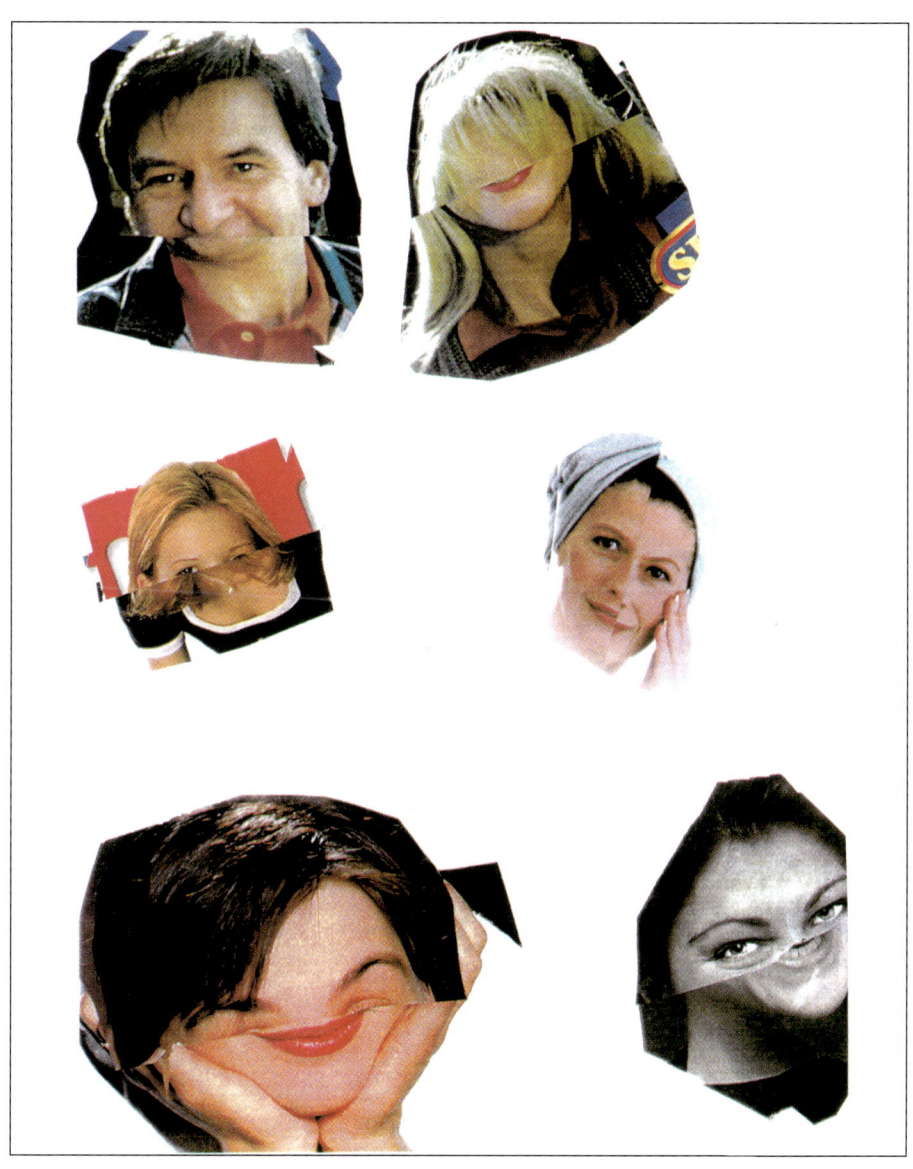

Abb. F16: weitere Beispiele für unvorstellbare Verformung von Gesichtern. Abb. F15 und F16 sind schlagende Beweise für die Nichtmeßbarkeit von qualitativen Sehstörungen.

III. KAPITEL

DOKUMENTATION ZUR
BIO-OPHTHALMOLOGIE

VOM TEIL ZUM GANZEN, VOM EINFACHEN ZUM KOMPLEXEN

Physiopathologie des Nichtgleichgewichts und der Bifurkation
Schlüsselworte
Ganzheit, Komplexität, Nichtlinearität, Bifurkation, Prognose, Chaos-Theorie, Apoptose

Zusammenfassung
Die Reduktion auf das partiell Simple ist ein notwendiges, aber nicht hinreichendes Erkenntnisprinzip. Das Komplexitätsdenken kommt dem in der Natur Vorgegebenen näher. Die allgemeine Koexistenz von Linearität und Nichtlinearität erstreckt sich auch auf die Physiopathologie, wo Notwendigkeit und Zufall zusammenspielen. Biologische Systeme unterliegen im Endeffekt den Regeln des Nichtgleichgewichtes und der Änderung der prozessualen Verlaufsrichtung, d.h. der Bifurkation.
Zeitasymmetrie und Irreversibilität sind die fundamentalen Gesetze dieser nur bedingt voraussehbaren Ereignisse. Die Krankheitslehre erscheint als Umwandlung der Energie von der konservativen in die dissipative Form.

Einleitung

Unsere aktuellen Denkstrukturen sind von Methodologien und Forschungsstrategien bestimmt, welche unsere logischen Operationen formal und inhaltlich ausmachen. Die Tendenz der zeitgenössischen Methodologien verschiebt sich langsam von dem strengen Determinismus in eine Naturdialektik von Notwendigkeit und Zufall (1-3). Der Erkennende steht nicht mehr exterritorial, d.h. außerhalb der Natur, er ist vielmehr gleichzeitig Akteur und Beobachter. Mit anderen Worten: Wir denken uns nicht die Zeit, sondern die Zeit denkt in uns.

Der methodische Umbruch

Das bestehende konventionelle Verfahren der Induktion, das vom Besonderen zum Allgemeinen fortschreitet, um generalisierende Aussagen zu treffen, beanspruchte die sogenannte „wissenschaftliche Objektivität und Wahrheit" (4+5). Karl Poppers Kritischer Rationalismus entpuppte die induktive Methode als eine Taktik der Rechtfertigung wissenschaftlicher Erkenntnis (6). Sie ist wegen ihrer metaphysischen Grundlage nicht überprüfbar. Das berühmte Beispiel Poppers „Alle Schwäne sind weiß" im Sinne einer logischen All-Aussage ist nicht de facto verifizierbar. Die Beobachtung eines einzigen nicht-weißen Schwanes bringt ein solches empirisches Gesetz zu Fall. Ganz allgemein: eine Theorie der Erfahrung muß an der Erfahrung scheitern können, um bessere Theorien zu ermöglichen, d.h., um den wissenschaftlichen Fortschritt zu gewährleisten. „Alle Gesetze und Theorien müssen als Hypothesen und Vermutungen betrachtet werden" (6).

Der französische Strukturalismus (de Saussure, Piaget, Levi-Strauss) (7) bildete eine Brücke zwischen dem partiell-analytischen und dem ganzheitlichen Ansatz. Danach stehen die Interaktionen der Elemente sowie ihre Wechselwirkung im Vordergrund. Ziel der strukturellen Methode ist die Herstellung von Beziehungen zwischen den Elementen, um Sinn und Ziel einer Funktion sichtbar zu machen. Den gleitenden Übergang zu der Konzeption der Einheit und Totalität bildet der Satz des Aristoteles: „Das Ganze ist mehr als die Summe seiner Teile."

Was heißt Ganzheit?

Es gibt eine spezifisch lokale Vorstellung von der Ganzheit, deren Ursprung in dem deutschen Idealismus zu suchen ist. Es wurde ein künstlicher Gegensatz zwischen Natur- und Geisteswissenschaften hergestellt, wobei das Einmalige-Historische abzusetzen war gegenüber dem Gesetzmäßigen-Mechanischen (8).Die Naturwissenschaften sind nomothetisch, während Kulturwissenschaften idiografisch gerichtet sind. Der Grundsatz lautet: „Die Natur erklären wir, das Leben verstehen wir." Die Vorstellung Hegels, daß Erkenntnis nur Erkenntnis des Ganzen bedeutet („Das Wahre ist das Ganze. Das Ganze ist ... das durch seine Entwicklung sich vollendende Wesen" (9)) gilt als Ausdruck echter Erkenntnis. Die Dialektik von Geist und Natur entfaltet sich über den qualitativen Sprung in Richtung des Absoluten und Vollkommenen. Dieses Vokabular läßt den Eindruck eines spekulativen, irrealen Denkens entstehen - Vorwürfe, die übrigens auch gegen weite Teile der ganzheitlichen Medizin erhoben werden. Tatsächlich ist der Begriff des Ganzen metaphysisch-abstrakt und demzufolge nicht rational überprüfbar.

Andererseits gibt es in der Natur viele Zusammenhänge, die über das Einfache, Lineare weit hinausgehen, ohne notwendigerweise als Ganzheit in Erscheinung zu treten. Für solche Phänomene erscheint der Begriff des Komplexen zutreffender und operationaler.

Vom Einfachen zum Komplexen

Einfachheit hat in der Alltagssprache eine faszinierende und psychologisch wirkungsvolle Aussagekraft. Auch in der Wissenschaft wird bei Konkurrenz verschiedener Theorien in der Regel die einfachste bevorzugt. Einfachheit ist der sicherste Weg zur Wahrheit hieß es in der traditionellen Erkenntnistheorie. Die Einfachheit hat eine ästhetische und pragmatische Wirksamkeit, die sich der kritischen Auseinandersetzung zu entziehen versucht. Tatsächlich ist die Idee der Einfachheit in der Natur mehr Glaube als Wissen. Kein Ereignis in der Natur verläuft wirklich einfach.

Das Zusammengesetzte, d.h. das Komplexe, ist eher das Vorgegebene und das Reale. Funktionen und Aktivitäten vollziehen sich in der Regel ganzheitlich, einheitlich und mit anderen

Vorgängen koordiniert, nicht isoliert. Die Reduktion auf einfache und einfachste Elemente und Schemata ist wohl eine zum besseren Verständnis notwendige und zulässige Verfahrensweise, kann aber nicht apodiktisch verallgemeinert und zum Standard erhoben werden.

Funktionen vitaler Systeme können einfach, d. h. konservativ im Sinne der Energieerhaltung, reversibel und zeitsymmetrisch ablaufen. Häufiger jedoch finden sich dissipative, irreversible Prozesse, die dem zweiten Satz der Thermodynamik folgen, d.h. Energie unwiederbringlich verschwenden und demzufolge dekompensierend wirken und entropisch werden (3; S. 71 ff.).

Je komplexer ein System ist (z.B. das visuelle System (10, 11)), um so labiler und anfälliger ist es. Im Begriff der Komplexität sind allerdings auch Eigenschaften wie Flexibilität, Variabilität und Anpassungsfähigkeit enthalten (z.B. Herztätigkeit). Unter diesem Aspekt sind quantitative Abweichungen nicht mehr als pathologisch zu deuten, sondern vielmehr immanent im physiologischen Bereich als notwendige Distributionen und Fluktuationen anzusehen.

Die Erweiterung der zweidimensionalen Meßverfahren in dreidimensionale (Phasenraum) ließ eine bis dahin nicht entdeckte Struktur erkennen, die als „Portrait" oder Profil einer Funktion bezeichnet wird (12, 13).

Damit gelangen wir zu der Beobachtung, daß das Verhältnis Ursache-Wirkung asymmetrisch erscheint. In der modernen Physik spricht man von einer „Symmetriebrechung" des Prozesses, wobei Vergangenheit und Zukunft unterschiedliche Eigenschaften aufweisen können. Der Verlauf eines Prozesses geht in Richtung des Nicht-Gleichgewichtes. Notwendigkeit und Zufall stehen in einem polaren Spannungsbezug. Wenn eine Prognose überhaupt möglich ist, dann nur kurzfristig. Die Linie eines Prozesses kann an einen Punkt gelangen, wo thermodynamische Verästelungen (Bifurkationen) stattfinden. Die Eigendynaniik und Selbstregulation können nicht mehr die auftretenden Fluktuationen und Störungen auffangen. Prigogine und Nicolis sehen eine enge Beziehung zwischen Komplexität und Bifurkation. Die Nichtlinearität bedeutet die Möglichkeit der Entstehung eines neuen Zustandes, der nicht vorhersehbar ist (3; S. 110).

Erläuterungsmodus für nichtlineare Prozesse in der Physiopathologie

Es gibt immer wieder Situationen, die auf ein Reiz-Reaktionsschema reduziert und restlos erklärt werden können. Bei einer Wundverletzung z. B. ist weder die Diagnose noch die Therapie argumentationsbedürftig. Ebenfalls kommt es häufiger vor, daß das Pathologische als quantitative Größenveränderung im Sinne von mehr oder weniger normal definiert und behandelt wird. Das Verhältnis zwischen Physiologie und Pathologie ist die lineare oder pendelförmige Bewegung von einem Zustand zum anderen. Das fundamentale Gesetz dieser Perspektive ist die Energiekonservierung und die Reversibilität. Neuerdings weiß man, daß auf Kausalität reduzierte Modelle und Erklärungen artifiziell, idealisiert und simplifiziert sind (14).

Die Annäherung an die Realität kann nur mit Hilfe von ganzheitlich-komplexen Konzeptionen erreicht werden. Makrosysteme wie Umwelt, Klima, Raum und Zeit wirken direkt auf Mesosysteme (Mensch, Tier, Pflanze), welche wiederum Prozesse in Mikrosysteme (molekulare, zelluläre Systeme) beeinflussen.

Unter diesem Blickwinkel erscheint die Erweiterung des Funktionsbegriffs notwendig. Kategorien wie Zyto-Architektur, Verhalten und Information müssen miteinbezogen werden. (vgl.Abb.1)

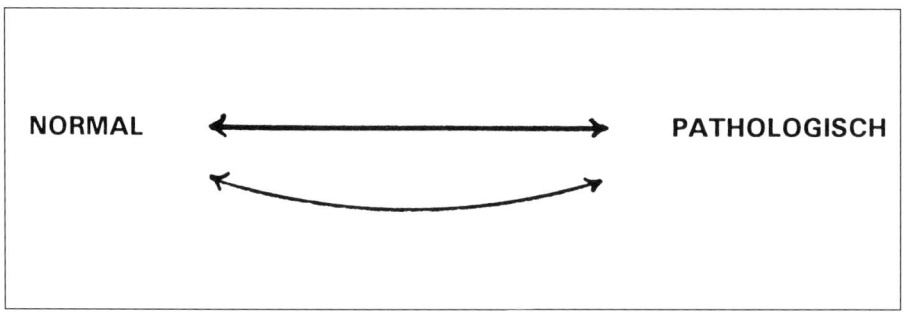

Abb. 1: Das Physiopathologische ist eine Zustandsänderung von einem Punkt zum anderen, wobei ein quantitativer Funktionswandel sattfindet. Prämissen: Energiekonservierung, Zeitreversibilität, Fremdorganisation.

Nichtlineare Physiopathologie

Die komplexe Architektur der Organe (z. B. der Netzhaut), in der horizontale und vertikale Anordnungen von vaskulären und neuronalen Elementen Voraussetzung einer normalen Funktion sind, ist für die Erklärung von Veränderungen oder Verlagerungen z. B. durch Ödeme und Blutungen von grundlegender Bedeutung, was wiederum Konsequenzen für die Therapie haben kann. Netzhautödeme sollten nicht, wie dies bis heute immer noch geschieht, mit Diuretika (Diamox o. ä.) langfristig behandelt werden. Die Verabreichung von Megadosen Cortison (bis 1000 mg täglich) hat bei Papillopathie auf das gesamte, ohnehin empfindliche oculo-cephale System eine verheerende Wirkung. Eine mit Gewalt auf Ordnung abzielende Therapie führt unter solchen Umständen direkt in Unordnung und Chaos.

Das menschliche Verhalten ist mehr als gemeinhin bekannt von pathologischen Organveränderungen beeinflußt. Zum Beispiel bei einer Apoplexie mit Sprachstörungen sind nicht nur Wortfindungsstörungen die Folge sondern mitunter auch eine allgemeine Senkung des Sprachniveaus vom Potentiell-Möglichen auf das Notwendig-Mechanistische. Bei Gesichtsfeldausfällen können wir beobachten, daß die Patienten grundsätzlich neue Situationen meiden, um Komplikationen aus dem Weg zu gehen.

Informationsvermittlung ist die Kommunikation der Teile bzw. der Moleküle untereinander und für die sinnvolle Koordinierung der Elemente von Bedeutung.

Durch eine bestimmte Art von Code werden Reaktionen ausgelöst oder gestoppt. Neuere Untersuchungen der Neuro-Biochemie greifen den Begriff der „Apoptose" wieder auf als Ausdruck der Selbstbestimmung von Nervenzellen (15, 16).

Unter **Apoptose** versteht man den Tod einer Zelle durch Selbstmord im Gegensatz zu Nekrose als durch äußere Einwirkung bedingte Tötung. Es entsteht eine Art „aktives Zelltodprogramm", wie man es bei Krebserkrankungen oder zerebralsklerotisch bedingten Makuladegenerationen beobachten kann. Wenn wir die vitalen Grundelemente Funktion, Zytoarchitektur, Verhalten und Code graphisch auf einen Kreis projizieren, so ent-steht eine komplexe Dynamik, bei der diese Elemente vertauschbar werden können. Eine pathologische Situation ist nichts anderes als eine Momentaufnahme, die gleitend und sto-chastisch (d. h. zufällig) migriert. Je differenzier-ter ein vitales System ist, desto labiler und in der Sprache der Thermodynamik ferner vom Gleichgewicht wird es. Die Nichtlinearität bedeutet konkret die Änderung der Verlaufsrichtung im Sinne der Bifurkation, wodurch eine neue Dimension hinzukommt. (vgl. Abb.2)

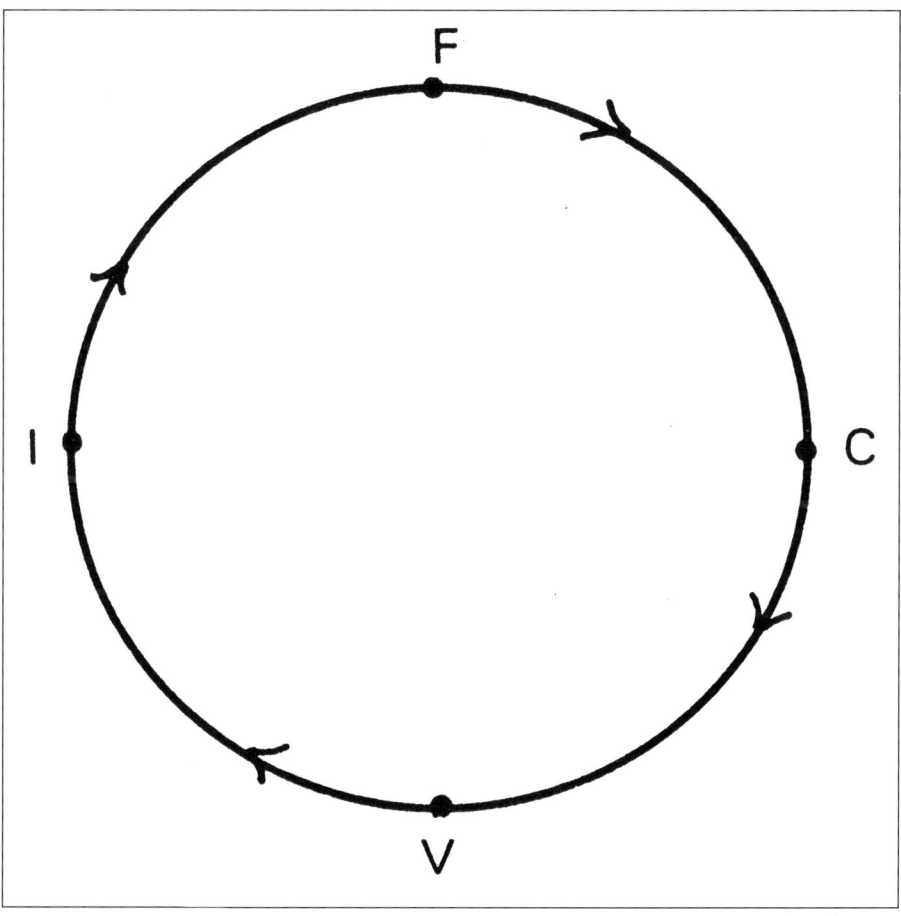

Abb.2: nichtlineare Physiopathologie: Erweiterung der Basis auf vier Grundelemente von der Funktion auf Cytoarchitektur (Topographie), Verhalten und Informationsdynamik (Codes). Prämissen: Energiedissipation (Entropie), Zeitirreversibilität, Selbstorganisation (bis zur Apoptose).

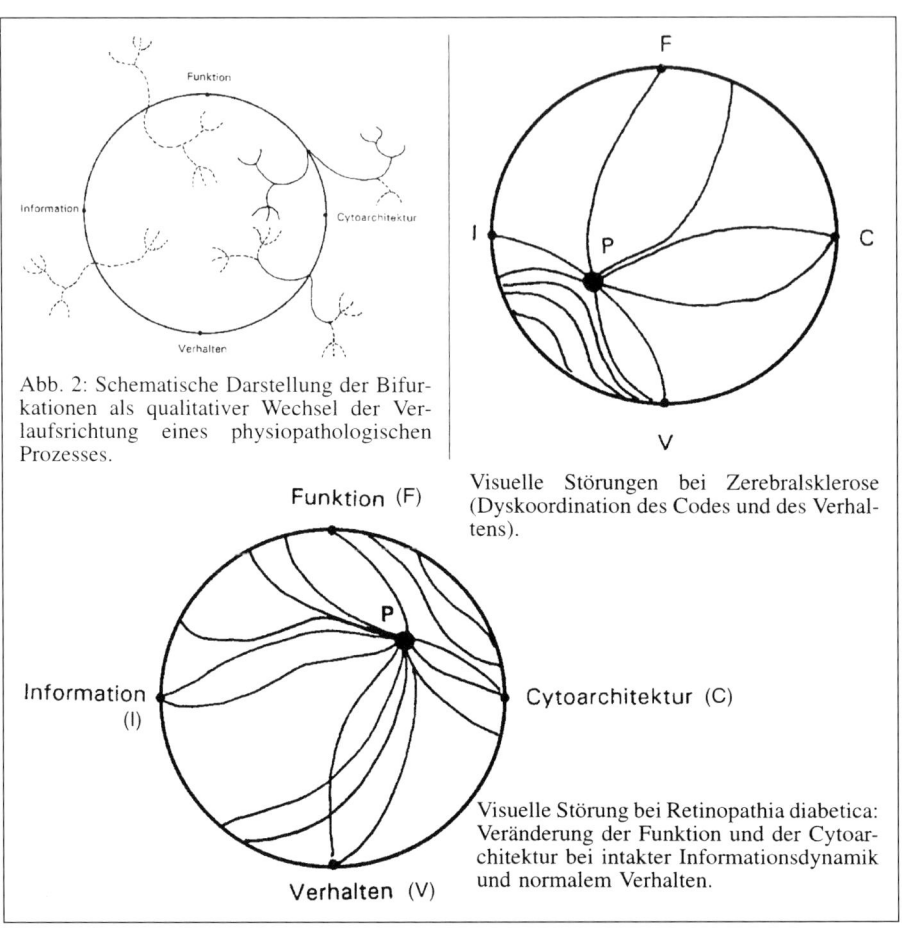

Abb. 2: Schematische Darstellung der Bifurkationen als qualitativer Wechsel der Verlaufsrichtung eines physiopathologischen Prozesses.

Funktion (F)

Visuelle Störungen bei Zerebralsklerose (Dyskoordination des Codes und des Verhaltens).

Information (I)

Cytoarchitektur (C)

Visuelle Störung bei Retinopathia diabetica: Veränderung der Funktion und der Cytoarchitektur bei intakter Informationsdynamik und normalem Verhalten.

Verhalten (V)

Abb. 3: Krankheitslehre ist ein Epiphänomen über die genannten vier Grundelemente hinaus, eine evolutive und komplexe Variable.

Bei einer Makuladegeneration im Rahmen einer Retinopathia diabetica eines 50jährigen Patienten beispielsweise steht die periphere

Vaskulopathie mit veränderter Zytoarchitektur (Ödem oder Blutung) im Vordergrund. Das Verhalten und der Code sind relativ unverändert. Bei einem 70jährigen Patienten mit zerebralsklerotisch bedingter Makulopathie ist die Informationsvermittlung durch Kopfschmerzen, Schwindel, oder Hörstörungen fehlgesteuert. Die Verhaltensstörung kann das Krankheitsbild noch verkomplizieren und dadurch die Therapieaussichten minimieren. Die neurokortikalen Funktionen des Wahrnehmungssystems können chaotische Züge annehmen. (vgl. Abb.3)

Logik der Komplexität

Die Logik der Komplexität ist die rationale Rekonstruktion von Prozessen, die sich von der Reversibilität, Energiekonservierung und Zeitsymmetrie in Richtung Irreversibilität, Dissipation, Fluktuation und Turbulenzen bis zum Chaos fortentwickeln. Eigenschaften des Komplexen sind:
Die Nicht-Linearität, Symmetriebruch zwischen Vergangenheit und Zukunft sowie Bifurkationen unter Bedingungen des Nichtgleichgewichts (3;

S. 218). Formal betrachtet: Die logische Deduktion des Schließens (Syllogistik) verliert ihre Notwendigkeit und gewinnt Freiheit gegenüber Theorie und Praxis. Die klassische Logik des Entweder-Oder verlagert sich auf die Kategorie des Sowohl-als-Auch. Dies entspricht dem Komplementaritätsprinzip von Niels Bohr (17). Der Widerspruch ist in der Natur nicht aufhebbar. Man muß einfach mit der coincidentia oppositorum leben.

Erkenntnistheoretisch entwickelt sich die Komplexitätsidee von der strengen Gesetzmäßigkeit in die Wahrscheinlichkeit (Stochastik). Situationen sind nicht mehr notwendigerweise aus ihrer Vergangenheit ableitbar. Aus dem Aspekt der Metaphysik müssen sich Denken und Sein nicht decken. Die Annahme Leibnitz', daß Naturprozesse harmonisch-kontinuierlich verlaufen, d. h. keine Sprünge machen, hat sich nicht bestätigt (18). Ethisch gesehen dient unsere Erkenntnis nicht der Naturbeherrschung, vielmehr der Aussöhnung mit ihr (1). Die chemischphysikalische Grundlage der Komplexität ist im zweiten Satz der Thennodynamik zu suchen, deren nichtlineare Dynamik mit Hilfe der fraktalen Geometrie dargestellt werden kann. (vgl. Gegenüberstellung Linearität und komplexe Nicht-Linearität Abb. 9, S. 121)

Die Antihomotoxinlehre epistemologisch gesehen

Wenn Gesundheit als Gleichgewicht vitaler Kräfte definiert wird, so ist die Krankheit das Ungleichgewicht, das durch Toxine hervorgerufen wird. Der Zusammenhang Reiz-Reaktion unterliegt nach Reckeweg den Gesetzen der Chemie. Reckeweg formuliert dies folgendermaßen: „Die Krankheitslehre ist Ausdruck der biologisch zweckmäßigen Abwehrmaßnahmen gegen endogene und exogene Homotoxine ...., die der Organismus wieder zu kompensieren versucht" (19).

Dank der kritischen forschungslogischen Auseinandersetzung mit der zeitgenössischen Medizin erfuhr die Antihomotoxinlehre eine neue Interpretation. Sie wurde von Herzberger, Brodowski u. a. auf eine epistemologisch differenzierte und präzise Ebene erhoben. Die philosophische Atmosphäre und der Zeitgeist wirkten und manifestierten sich durch Aneignung und Anpassung an zeitgemäße und moderne Forschungsstrategien.

„Erkenntnisse aus dem Bereich der Kybernetik und der Thermodynamik zeigen deutlich, daß biologische Systeme keine Linearität aufweisen, sondern hochvernetzt sind und einem biologischen Fließgleichgewicht („steady state") (Bertanalaffy 1953) unterliegen, indem sie ständig Energie und Materie mit ihrer Umgebung austauschen" (20).

Eine naturorientierte Heilkunde kann sich am besten den wechselnden Epochen und Konstellationen anpassen. Die Metatheorie der Antihomotoxinlehre ist ständig auf der Suche nach individuellen und umfangreichen Ordnungssystemen sowohl im Makrobereich (moderne Zivilisation, Umwelt) als auch im Mikrobereich (Molekularbiologie, Immunsystem). Eine Erkenntnisform, die keine gehorsame Praxis schaffen will. Die herrschende Meinung stellt sich als „Meinung der Herrschenden" heraus. Mit anderen Worten: theoretisch wird beibehalten, was praktisch überwunden ist (21).

Die neue Ganzheit als Ausblick

Krankheiten bewirken einen Bewußtseins-
wandel. Arzt und Patient stehen vor der Frage,
warum eine Erklärung oder eine Prognose einmal zutrifft, das andere Mal dagegen total dane-
bengeht. Die Nichtlinearität bzw. die chaotische
Dynamik erläutert klar, daß je empfindlicher
bzw. unstabiler ein System ist, um so progno-
seunfähiger es wird. Schon geringfügige Störungen können zu unverhältnismäßig großen Komplikationen, ja sogar zu Katastrophen führen.
Mit anderen Worten: Linearität entspricht Kausalität. Carnap identifiziert Kausalität mit Vor-
aussagbarkeit („Causality is predictability„) (22).

Die Deterministen behaupten: „Causality is
coextensive with the concept of law; there are
only causal laws" (23). Hiermit ist gemeint: ohne
Gesetze in der Wissenschaft herrscht Chaos.
In der Weimarer Zeit bestand eine Krise, die
durch die Quantentheorie ausgelöst wurde. Für
viele waren die spontanen Quantensprünge der
Materie etwas Irrationales, Abenteuerliches.

Den Begriffen „Gesetzmäßigkeit", „Regularität", „Determinismus", „Mechanizismus" und „Rationalität" wurden Begriffe wie „Leben", „Freiheit", „Schicksal", „Lebensgefühl" und „Spontaneität" gegenübergestellt. Die Anhänger des Indeterminismus erfuhren eine feindselige Atmosphäre, die viele zur Emigration aus Europa veranlaßte (z.B. der Wiener Kreis) (24).

Um den gemeinsamen Grund der Wissenschaft nicht zu verlassen, d.h. um Emotionalität und Glaube zu vermeiden, sollte man nicht unbedingt die These vertreten „Wer heilt, hat recht". Dies entspräche einer Anarchie der Methoden. Feyerabend (25) hat die Meinung vertreten „anything goes" und damit als Reaktion auf den Methodenzwang den absoluten Methoden-pluralismus gemeint. Dies könnte eine degenerative Problemverschiebung in der Wissenschaft auslösen und schließlich in eine nicht mehr kontrollierbare Subjektivität münden. Eine Logik und nicht Psychologie der Forschung sollte das gemeinsame Ziel wissenschaftlicher Arbeit sein. Das interessante Werk Karl Poppers „Conjecture and refutations" (Annahmen und Widerlegung) hat das bescheidene Ziel: „How can we learn from our mistakes?" (26).

Literatur

(1) Prigogine, I., Stengers, I.: Dialog mit der Natur. München, Zürich 1990.

(2) Prigogine, I.: Vom Sein zum Werden. München, Zürich 1992.

(3) Nicolis, G., Prigogine, I.: Die Erforschung des Komplexen. München, Zürich 1987.

(4) Bochenski, I. M.: Die zeitgenössischen Denkmethoden. Tübingen 1954; S. 117 ff.

(5) Bochenski, I.M.: Formale Logik. Freiburg, München 1956; S. 60.

(6) Popper, K.: Objektive Erkenntnis, ein evolutionärer Entwurf. Hamburg 1974; S. 2 1.

(7) Schiwy, G.: Der französische Strukturalismus, Mode, Methode, Ideologie. Hamburg 1984.

(8) Rickert, H.: Kulturwissenschaften und Naturwissenschaften. Stuttgart 1986; S. 7 ff.

(9) Hegel, G. W. F.: Phänomenologie des Geistes. Hamburg 1952, S. 15 ff.

(10) Sradj, N.: Non-linear Dynamics of the Visual System. Int Neuro Ophthalm Society, Freiburg 5.- 9.6.1994; S. 65.

(11) Sradj, N.: Entropie als pathophysiologisches Modell der Maculadegeneration. Biologische Medizin 1993; 22 (4); S. 219-22.

(12) Morfill, G.E., Scheingraber, H.: Chaos ist überall ... und es funktioniert. Eine neue Weltsicht. Frankfurt/M., Berlin 1993.

(13) Morfill, G. E., Schmidt, G.: Komplexitätsanalyse in der Kardiologie. Fahndung nach Frühzeichen des Plötzlichen Herztodes. Physikalische Blätter 1994: 50 (2); S. 156-60.

(14) Weyl, H.: Philosophie der Mathematik und der Naturwissenschaften. München, Wien 1982; S. 240 („Kausalität entspricht dem unmittelbaren raum-zeitlichen Zusammenhang, d.h. dem Nahwirkungsprinzip und nicht der Fernwirkung.")

(15) Kerr, J.F.R., Wylie, A.H., Currie, A.R.:Apoptosis: a basic biological phenomenon with wide ranging implications in tissue kinetics. Br. J. Cancer 26: 239-244.

(16) Biffo, S., Dechant, G., Okazawa, H., Barde, Y-A.: Molecular control of neuronal survival in the chick embryo. in: Toward a Molecular Basis of Aicohol Use and Abuse, ed. by Jansson, H. et al. Basel 1994; S. 39 ff.

(17) Bohr, N.: Atomphysik und menschliche Erkenntnis. Braunschweig, Wiesbaden 1985; S. 25 ff.

(18) Leibnitz, G.W.: Lehrsätze der Philosophie, Monadologie eingeleitet und kommentiert von J.C. Horn. Wien 1985. S. 53.

(19) Reckeweg, H.H.: Ordination intihomotoxica et materia medica. Baden-Baden 1989; S: 8

(20) Herzberger, G. (Hrsg.): Grundlagen der Homotoxikologie, Diagnostik und Therapie von Homotoxikosen.Baden-Baden 1993; S. 10.

(21) Dingler, H.: Die Ergreifung des Wirklichen. Frankfurt/M. 1969; S. 32.

(22) Carnap, R.: Einführung in die Philosophie der Naturwissenschaften. München 1969; S. 192

(23) Foreman, P.: Weimar Culture, Causality and Quantum Theory 1918-1927. Adaptation by German Physicists and Mathematicians to an Hostile Intellectual Environment. In: Historical Studies in Physical Sciences 1971: 3; S.65.

(24) Kraft, V.: Der Wiener Kreis. Der Ursprung des Neopositivismus. Wien, New York 1968.

(25) Feyerabend, P.: Erkenntnis für freie Menschen. Frankfurt/M. 1981; S.97.

(26) Popper, K.: Conjectures and Refutations. The Growth of Scientific Knowledge. New York 1968;   S. VII.

MÖGLICHKEITEN DER NATURHEILKUNDE BEI MACULADEGENERATIONEN

SCHLÜSSELWÖRTER

Durchblutungsstörungen, Maculadegeneration (feuchte- und trockene-), Lymphatisches System, Konservative Therapie, Retrobulbäre Injektionen, Neuraltherapie, Grenzen der Lasertherapie

Zusammenfassung

Es werden neue Wege der konservativen Therapie durch retrobulbäre Injektionen vorgestellt. Neben den üblichen synthetischen Stoffen, deren pharmakologische Wirkung bekannt ist, werden biologische Stoffe verwandt. Es handelt sich um hochmolekulare Eiweiße aus einbryonalem organspezifischem Gewebe und pflanzliche Extrakte. In der Schweiz werden darüberhinaus Amnionimplantate und Röntgenbestrahlung angewandt. Die russische Schule nach Muldashev führt episklerate Gefäßimplantationen durch. Unser Behandlungsplan bezieht die Neuraltherapie mit

Ganglion-ciliaris-Injektionen und die aktive Zapfenreizung durch Farbübungen mit ein. Die Verbesserungsquote liegt bei über 50 %.

Bedingt durch die erhöhte Lebenserwartung der Menschen nehmen die degenerativen Erkrankungen ständig zu. Dies ist im Grunde die Konsequenz dessen, daß die innere Medizin und die Allgemeinmedizin viele der Erkrankungen, die früher unweigerlich zum Tode führten, in den Griff bekommen haben. In der Augenheilkunde machen sich die mit der Überalterung in Zusammenhang stehenden Probleme in einem bisher nicht bekannten Maße bemerkbar.

Die Ophthalmologie ist in besonderem Maße technisch orientiert. Die Erfolge der Lasertherapie und der Mikrochirurgie sind hinreichend bekannt.
Im Gegensatz dazu kann man die konservative Therapie als vernachlässigt bezeichnen. In der Schulmedizin wurden die degenerativen Erkrankungen von Netz- und Aderhaut auf

Durchblutungsstörungen zurückgeführt und mit Tabletten, wie Cosaldon A+E, Trental u.a. gefäßerwelternden Mitteln behandelt. Dies allerdings immer mit einer gewissen Skepsis, die sich letztlich auch bestätigt hat. Tatsächlich ist den degenerativen Prozessen mit bloßer Gefäßerweiterung nicht beizukommen.

Aus diesem Grunde hat sich die Mehrheit der Augenärzte voll und ganz auf die Laserbehandlung konzentriert. Hierbei ist anzumerken, daß die Lasertherapie eine irreversible Abtötung von Nervenzellen der Netzhaut bewirkt, - eine sehr gefährliche Methode, die insbesondere bei zentralen Netzhauterkrankungen mit äußerster Vorsicht angewandt werden muß. Die Laserstrahlen verschweißen bei Ödemen und Blutungen die Gefäße, um somit die Netzhaut auszutrocknen. Dies ist eine nicht-kausale Therapie, die leider häufig ziemlich großzügig und großflächig angewandt wird.

Die Naturheilkunde versucht demgegenüber auf sanftere Art und Weise die Gefäße abzudichten und damit die Resorption von Blut und Ödemen zu bewirken. Dies geschieht u. a. durch retrobulbäre Injektionen mit aus der Natur gewonnenen und naturidentischen synthetischen Stoffen, wie z.B. mit hochmolekularen Proteinen von embryonalen Tieren, Corneagewebe, Nervus opticus-Gewebe, Choroidea u. a.

Der Erfolg einer solchen Behandlung hängt allerdings ganz wesentlich vom Zeitpunkt des Behandlungsbeginns ab: je früher mit der Behandlung begonnen wird, desto erfolgversprechender ist sie, zumal das Ziel hierbei nicht die Wiederherstellung des früheren, gesunden Zustandes sein kann, sondern vorrangig die Erhaltung des noch vorhandenen Funktionsrestes und die Vermeidung des Fortschreitens der Erkrankung. Aus diesem Grunde ist die naturheilkundliche Behandlung oftmals unbefriedigend, weil die Patienten den Erfolg der Bemühungen häufig an ihrer ursprünglichen Sehkraft messen, d. h. solange sie nicht wieder eine Nadel einfädeln können, sind sie unzufrieden.

In diesem Zusammenhang ist anzumerken, daß in solchen Fällen in der Regel nicht nur die Netzhaut von der Degeneration befallen ist, sondern auch andere Gebiete im Hirnbereich, wodurch die Urteilskraft des Betreffenden notwendigerweise eingeschränkt wird.

Zur Geschichte der Naturheilkunde in der Ophthalmologie

Im Jahre 1936 begann Filatov in Odessa mit Implantationen von Plazentagewebe im Augenbereich, um dadurch Regenerationsprozesse anzuregen. In dieser Anfangsphase ging man jedoch noch zu unspezifisch vor und glaubte, viele verschiedene Erkrankungen damit hellen zu können. Entsprechend gering war die Erfolgsquote. Aus diesem Grunde wandte man sich in Deutschland von dieser Behandlungsmethode ab, während man in anderen Ländern, wie beispielsweise in Rußland, in Syrien und in der Schweiz daranging, mehr zu differenzieren oder von einer anderen Ausgangsbasis an das Problem heranzukommen.

In der Schweiz, wo Prof. Bangerter (St. Gallen) seit inzwischen mehr als 40 Jahren diese Problematik behandelt, geht man zweigleisig vor: einerseits mit retrobulbären Injektionen und

Amnionimplantationen, andererseits mit gleichzeitiger intensiver Behandlung der jeweiligen Grunderkrankung mit Ozontherapie oder Oxycarbon. Bei Diabetes reicht die übliche Therapie durch den Allgemeinmediziner oder Internisten mitunter nicht aus, so daß ein Fachspezialist, ein Diabetologe oder Angiologe hinzugezogen werden muß.

Bangerter unterscheidet zwischen trockenen und feuchten Formen der Maculadegeneration und stimmt die Behandlung dementsprechend ab, wobei das Ziel ist, die trockene Form zu reaktivieren und die feuchte, die sogenannte exsudative, die mit Blutungen und Ödembildung einhergeht, auszutrocknen. Hierbei kommt der Bestrahlung der Netzhaut mit Röntgenstrahlen besondere Bedeutung zu. Die von Dr. G. Rey in Zusammenarbeit mit uns durchgeführte Kobaltbestrahlung mit 10,5 Gy verteilt auf 4 Sitzungen hat sich hierbei bestens bewährt.

Die russische Methode nach Muldashev in Ufa fußt auf den Ergebnissen einer interdisziplinären Forschungsgruppe bestehend aus Anatomen, Physiologen, Histologen und erfahrenen Ophthalmologen. Das Konzept Muldashevs ist eine schöpferische Synthese von Theorie und Praxis, wobei man die in Deutschland gängige Unterscheidung zwischen Schulmedizin und Alternativmedizin nicht kennt und damit auch keine Probleme hat. Die dort eingeschlagenen neuen Wege der Therapie sind beeindruckend und führen mitunter zu erstaunlichen Ergebnissen.

Die Begründungen Muldashevs für seine teilweise sehr unkonventionellen Behandlungsmethoden sind ebenso originell wie einleuchtend: so vergleicht er z. B. die Blutzirkulation mit einem Fluß: bei langsam fließendem Wasser lagern sich Stoffe vermehrt an Grund und Ufern ab, die zu Fäulnisprozessen führen; bei schnell fließendem Wasser ist dies nicht der Fall. Demzufolge strebt er durch Gefäßtransplantationen in die Aderhaut eine Beschleunigung der Blutzirkulation an.

Die konservative Therapie durch retrobulbäre Injektion von Naturstoffen wird in leichten Fällen angewandt, während schwere Erkrankungen, wie Retinitis pigmentosa oder Optikusatrophie mit mikrochirurgischen Verfahren, d.h. Einsatz von speziellen Implantaten behandelt werden. Das lymphatische System spielt innerhalb dieser Richtung eine große Rolle. In diesem Zusammenhang kommt der Episklera eine besondere Bedeutung zu. Aus diesem Grunde wird ein Episklerallappen ausgeschnitten und in die Aderhaut transplantiert. Ein Autolymphotransplantat kommt hinzu.

Interessant ist die These Muldashevs, daß es innerhalb eines lebendigen Körpers kein absolut totes Auge geben kann. Dies hat zur Folge, daß er auch Fälle mit defekter Lichtprojektion, die hoffnungslos erschienen, mit diesen chirurgischen Implantationen behandelt hat mit dem Ergebnis, daß immerhin Lichtwahrnehmungen bis hin zum Fingerzählen erreicht werden konnten.

In unserer Praxis kommt zu den von uns angewandten biologischen Stoffen die Neuraltherapie in Form von Ganglion-ciliaris-Injektionen hinzu. Dies hat eine positive Wirkung auf schwere degenerative Erkrankungen gezeigt. So haben wir beispielsweise eine Patientin mit glaukomatöser Optikusatrophie beidseits und rechts unsicherer Lichtprojektion, links Fingerzählen, behandelt mit dem Ergebnis, daß sie jetzt rechts 0,2p, links 0,6p erreicht.

Die besondere Schwierigkeit der Behandlung degenerativer Erkrankungen liegt in der Tatsache, daß das Krankheitsbild nicht konstant bleibt, sondern u.U. mehrfach und sehr schnell seine Erscheinungsform wechselt, so daß selbst die individuell sorgfältig abgestimmte Therapie möglicherweise im Verlauf der Behandlung mehrfach modifiziert und den veränderten Bedingungen angepaßt werden muß. Hierzu sind engmaschige gründliche Kontrollen unerläßlich, - auch dann, wenn der Patient sich besser fühlt.

Bei der Behandlung von degenerativen Erkrankungen kann man grundsätzlich nicht von Heilung sprechen. Das wäre zu viel verlangt. Allerdings liegt die Erfolgsquote, d.h. Aufhalten der Abbauprozesse oder Verbesserung des Zustandes, bei 50-60 %. Bedenkt man, daß es sich in solchen Fällen um Grenzbereiche der menschlichen Existenz handelt, d. h. Erblindungsgefahr, Depressionen, soziale Isolation des Betroffenen, Pflegebedürftigkeit und damit die totale Unselbständigkeit, so kann man sagen, daß sich die Mühe der Behandlung in jedem Fall lohnt. Die Erhaltung oder Verbesserung der Sehkraft versetzt die Patienten zumindest in die Lage, ihre eigenen Interessen weiterhin wahrzunehmen.

Literatur

(1) Deodati, F., La thérapeutique tissulaire. L'année thérapeutique en ophtalmologie 1. 104-122 (1950)

(2) Filatov, V., Transplantation optique de la cornée et thérapie tissulaire. Medgis, Moscow (1945)

(3) Jebejian, R., Utilisation d'un implant placentaire selon Filatov dans la Chirurgie intrasclérale d'un cas grave de décollement rétinien. J.F. Ophtalm., 11 8/9, 609-611, Paris (1988)

(4) Piotrowski, H., Ganzheitstherapie bei Augenkrankheiten unter besonderer Berücksichtigung der Neuraltherapie, 2. Aufl., Heidelberg (1980)

(5) Sradj, N., Philosophical and methodological aspects of contemporary Medicine and Transplantology. Ufa, UdSSR 1990

(6) Sole, P., Dalens, H., Gentou, C.: Biophthalmologie, Soc. Francaise d' Ophtalmolgie, Paris (1992)

ENTROPIE ALS PATHOPHYSIOLOGISCHES MODELL DER MACULADEGENERATION

SCHLÜSSELWÖRTER
Entropie, Pathophysiologie, Maculadegeneration

Zusammenfassung

Entropie ist ein Naturprinzip, nach dem Energie unvermeidbar je nach Systemfunktion mehr oder weniger umgewandelt wird, wodurch Gleichgewichte destabilisiert werden. Die Entwicklung von Gesundheit und Krankheit verläuft nicht linear vom Zustand der Ordnung in den der Unordnung. Entropie beschreibt materielle Strukturen und Bedingungen, unter denen Veränderungen stattfinden. Dies hilft, pathophysiologische Vorgänge zu verdeutlichen. Die trockene Maculadegeneration (MD) läßt eine noch intakte neurovaskuläre Anordnung erkennen, die energetisch stimulierbar ist. Die feuchte MD ist eine irreversible Desorganisation der Mikro- und Makroelemente. Sie wird nicht wie bisher üblich im Vasodilatation behandelt, sondern erfordert eine Abdämpfung des chaotischen Stoffwechsels. Die Austrocknung wird durch flächenhafte Kobaltbestrahlung erreicht. Die Laserindikation bleibt unberührt. Thermodynamisch gesehen, erscheint Gesundheit als ein Minimum, degenerative Erkrankung als ein Maximum der Entropie.

Epistemologische Konstellation

Die cartesianische Spaltung der Welt in eine „res cogitans" (intellektuelle Welt), wo Spontaneität, Zufall und Freiheit dominieren, und „res extensa", wo der blinde Mechanismus die materielle Welt bestimmt, hat sich als unrichtig erwiesen. Die Materie hat eine Struktur, d. h. eine flexible Ordnung, eine gewisse Anpassungsfähigkeit, Richtung, Sinn und Orientierung. Der Strukturalismus als Forschungsmethode schreibt den erkannten Strukturen Eigenschaften der Ganzheit, der Transformationen und der Autoregulation zu (1). Während die klassische Physik (Galilei und Newton) ihre Untersuchungsobjekte als einfach vorgegeben und verfügbar voraussetzt, deren Erkenntnis dem Forscher total zugänglich ist, geht die moderne Physik (Planck, Einstein, Heisenberg, Bohr u.a.) kritischer vor: sie überprüft zunächst die Meßvoraussetzungen und betrachtet das Meßergebnis nicht unbedingt als objektive Wahrheit (2). Der Dualismus der Lichttheorie (Wellen oder Korpuskel) verdeutlicht dies: entsprechend der vorausgesetzten Theorie wird die Versuchsanordnung determiniert und das Ergebnis antizipiert.

Die Abkehr von der cartesianischen Subjekt-Objekt-Spaltung und die Hinwendung zum Dialog mit der Natur erfolgte mit der Formulierung des zweiten Satzes der Thermodynamik.

Entropie und ihre Gestalten

Es ist das Verdienst der Physiker des 19. Jahrhunderts, nämlich von Carnot, Joule, Lord Kelvin, Helmholtz, Clausius und insbesondere von Boltzmann, die Grundlagen der Thermodynamik erarbeitet zu haben. Der Begriff der Entropie als physikalischer Prozeß wurde von Clausius 1855 eingeführt; Boltzmann hat den Entropiebegriff als erkenntnistheoretisches Prinzip des Universums mathematisch formuliert im Sinne der mechanisch-statistischen Wahrscheinlichkeit (3).

Während die ältere Physik die Energie experimentell primär auf ihre Linearität und Quantität hin überprüft hat, macht die Thermodynamik auch auf die Interaktion der kinetischen und potentiellen Eigenschaften der Energie und auf ihre Qualitäten aufmerksam. Diese Überlegung ist für die Pathophysiologie deshalb von besonderem Interesse, weil sie es in vielen Fällen mit Prozessen zu tun hat, die weder kausal begründbar sind noch linear verlaufen. Einen solchen Sachverhalt bietet das Krankheitsbild der Makuladegeneration. Mit Hilfe des Entropie-Modells kann man differenzieren zwischen Fällen, in denen die Mobilisierung des Stoffwechsels im Rahmen der therapeutischen Strategie sinnvoll ist, und solchen, in denen dies schädlich wäre (4).

Entropie (von entropein = umkehren) ist ein Terminus zur Beschreibung einer makrophysikalischen Zustandsgröße von thermodynamischen Systemen, ein Maß für die Irreversibilität der in ihnen ablaufenden thermodynamischen Prozesse und für eine dabei erfolgende Energieentwertung (5).

Wenn die Entropie als Verwandlungs- und Ausgleichsprozeß definiert wird, so könnte man diese Verwandlung als Stoff- bzw. Molekülaustausch bezeichnen. In der Regel besteht in einem lebenden Organismus - als offenes System - eine Energiezu- und -abfuhr, die so reguliert ist, daß die Reversibilität von darin ablaufenden Prozessen gewährleistet ist. In solchen Fällen nimmt die Entropie ab und wird daher als negativ bezeichnet, oder sie bleibt konstant.

Sobald das System geschlossen wird, finden irreversible Prozesse statt, und die Entropie kann nur noch zunehmen; sie wird also positiv. Der Metabolismus verändert sich in die katabo-lische Richtung, in die Dissimilation und führt zu Entartung, Degeneration und Proliferation. Man versteht die Entropie als das Maß der Unumkehrbarkeit von Prozessen, die von geordneten in ungeordnete Strukturen führen. unter bestimmten Bedingungen strebt die Energie geordneter Vorgänge in die Energie nicht-geordneter, chaotischer Prozesse.

Boltzmann formuliert seine relativ abstrakte Idee so: „ein Lebewesen würde aber in jedem Fall gemäß seinen Lebensfunktionen die Zeitrichtung in Richtung zunehmender Entropie wahrnehmen."(6). Dies beinhaltet das Finalitätsprinzip.

Wir unterscheiden drei Aspekte der Entropie:

1. die energetischen Aspekte

Hier steht das Verhältnis von eingeführter und ausgeführter Energie als dynamische Wechselwirkung im Mittelpunkt. Grundsätzlich geht immer ein bestimmter Teil der zugeführten Energie verloren (entropisches Verhalten). Dieser Sachverhalt ist im Sinne der statistischen Wahrscheinlichkeit zwar beschreibbar, nicht aber gesetzmäßig voraussagbar. Dies entspricht weitgehend der Chaos-Theorie, nach der der Zufall bei nicht-linearen Prozessen a priorl nicht ausschlicßbar ist. Hierbei wird der Indeterminismus manifest, wobei die Entropie als Maß der Unkenntnis in Erscheinung tritt.

2. die zeitlichen Aspekte

Prozesse erfolgen in der Kategorie des Früher, Später oder der Gleichzeitigkeit. Ereignisse in der Natur haben stets ihr eigenes Maß an Geschwindigkeit und Beschleunigung.
In reversiblen Prozessen erscheint die Zeit relativ. Sowohl die physikalisch objektive als auch die subjektive psychologische Zeit können eine qualitative Veränderung erfahren, so daß die Zeit anisotrop wird (7). Sie dilatiert, kontrahiert oder oszilliert unter bestimmten Bedingungen. In der Thermodynamik wirkt die Zeit als Operator und ist Konstitutivum realer Prozesse.

Die Chronobiologie untersucht das Verhältnis von kalendrischer Zeit (Geburtstag, objektive Zeit) und biologischer Zeit, d.h. von tatsächlich gelebter Zeit und dem Erscheinungsbild. Falls diese nicht übereinstimmen, sprechen wir von Voralterung oder vom jugendlichen Erscheinen eines Menschen.

3. die Bewegungsaspekte

Die Entropie soll versuchen, das Gleichgewicht eines Systems im Rahmen der Naturbeschreibung so weit wie möglich darzustellen. Jede Bewegung als Veränderung hat eine bestimmte Form, Richtung, Geschwindigkeit und Beschleunigung, die von den Atomen des sich bewegenden Körpers realisiert wird. Ein dynamisches Gleichgewicht ermöglicht den optimalen und geordneten Ablauf, wo die Grenzen solcher Lageveränderungen eingehalten werden (z.B. Bruch'sche Membran = Lamina basilaris der Choreoidea, welche die Choreoidea von der Retina trennt, und zwar an der Grenze zum Pigmentepithel der Netzhaut). jede Bewegungsart hat ihre spezifische Kodierung. Es gibt „Informationsmoleküle", die entsprechende Nachrichten-zeichen aufnehmen und weiterleiten (8). Sobald eine innervationelle Dyskinesie, z.B. bei Zerebralsklerose als Begleitsymptom der MD, stattfindet, wird die ursprüngliche Bewegungsrichtung nicht mehr eingehalten. Eine künstlich zugeführte Energie, wie beispielsweise Infusionen bei feuchter MD, wird verpulvert bzw. zerstreut und wirkt im Endeffekt eher destabilisierend. Die Entropie erscheint hier als Maß der Dissipation (Zerstreuung) und als Ausdruck der Unmöglichkeit der Energie, konstruktive Wirkungen zu erreichen.

Die Maculadegeneration als Beispiel für zunehmende Energiedesorganisation

Die Macula als vorgeschobener Hirnteil ist ein primäres Steuerungsorgan des visuellen Apparates, ein hochdifferenziertes, vulnerables Organ, ein Non-steady-state-system. Es handelt sich hierbei keinesfalls um ein „physikalisches Objekt", dessen Erkenntnis jedem Beobachter ohne weiteres zugänglich wäre.

Zur Erläuterung physiopathologischer Prozesse im Bereich der Macula eignet sich das Entropie-Modell in besonderer Weise:

Die zunehmende Alterung der Menschen erklärt den erheblichen Anstieg der Maculadegenerationen. Es liegt also ein entropischer Verlauf von der geordneten in die ungeordnete Struktur des cerebrochorioretinalen Systems vor. Die Zeitrichtung verändert sich sukzessiv von der umkehrbaren anisotropen Form bei normaler

Netzhautfunktion in Richtung der eindimensionalen nicht-umkehrbaren Zeit. Die subretinale Neovaskularisation ist nach unserer Erfahrung die Grenze, wo die Restitutio ad integrum nicht mehr möglich ist. Der Stoffwechsel entwickelt sich entsprechend diesem Modell von der physiologischen anabolen in die pathologisch-katabole Richtung, d. h. von der Assimilation in die Dissimilation. Es ist die Aufgabe weiterer Forschungen, die jeweiligen Phasen nicht nur klinisch, sondern auch zeitlich zu differenzieren und zu messen. Darin besteht eine therapeutische Chance. (vgl.Abb.1)

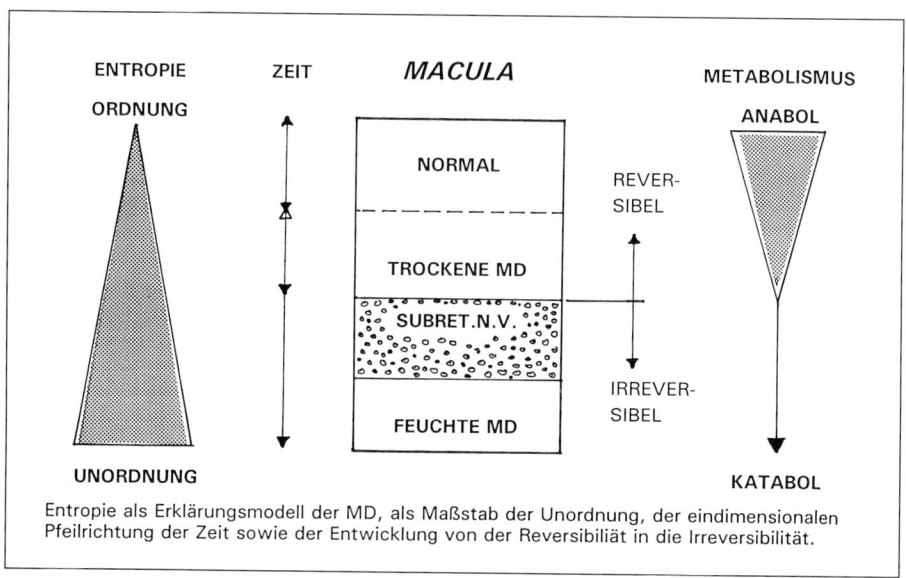

ENTROPIE   ZEIT   *MACULA*   METABOLISMUS

ORDNUNG   ANABOL

NORMAL

REVER-SIBEL

TROCKENE MD

SUBRET.N.V.

FEUCHTE MD

IRREVER-SIBEL

UNORDNUNG   KATABOL

Entropie als Erklärungsmodell der MD, als Maßstab der Unordnung, der eindimensionalen Pfeilrichtung der Zeit sowie der Entwicklung von der Reversibiliät in die Irreversibilität.

Abb.1: Bio-Thermodynamik der normalen Macula

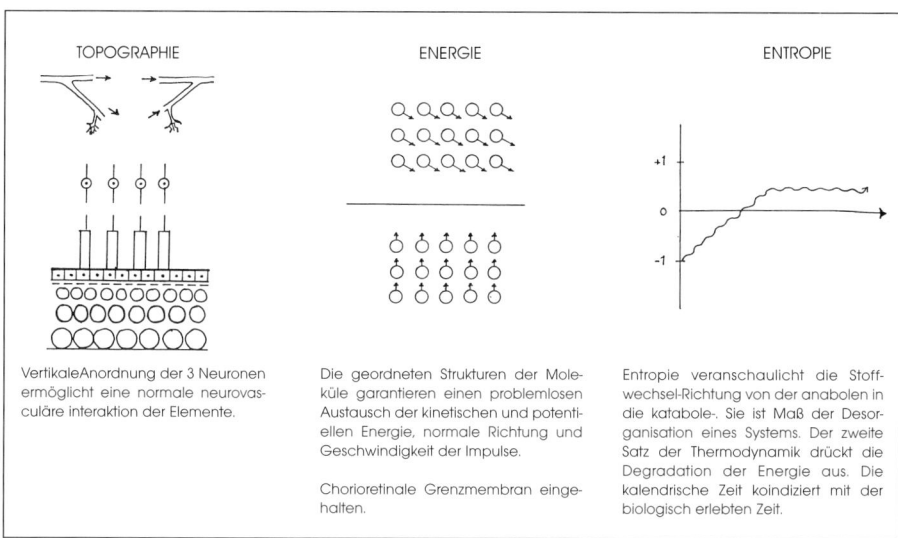

TOPOGRAPHIE   ENERGIE   ENTROPIE

VertikaleAnordnung der 3 Neuronen ermöglicht eine normale neurovasculäre interaktion der Elemente.

Die geordneten Strukturen der Moleküle garantieren einen problemlosen Austausch der kinetischen und potentiellen Energie, normale Richtung und Geschwindigkeit der Impulse.

Chorioretinale Grenzmembran eingehalten.

Entropie veranschaulicht die Stoffwechsel-Richtung von der anabolen in die katabole-. Sie ist Maß der Desorganisation eines Systems. Der zweite Satz der Thermodynamik drückt die Degradation der Energie aus. Die kalendrische Zeit koindiziert mit der biologisch erlebten Zeit.

Abb.2 : Der physiologische Verlauf

Die zweite Abbildung verdeutlicht die notwendige vertikale Strukturanalyse der chorio-retinalen Elemente, um einen reibungslosen neurovaskulären Stoff- und Reizaustausch in Gang zu setzen. Die normale Topographie ist eine conditio sine qua non für einen physiko-chemischen Energieaustausch. Bei einer gesteigerten Aufmerksamkeitszuwendung kann die Reizgeschwindigkeit beschleunigt werden. Die chorioidalen Energieatome sind vertikal gerichtet und finden ihre Grenze an der Bruch'schen Membran. Sie versorgen die retinale Epithelschicht. Die retinalen Atome sind demgegenüber vektoriell schräg nach unten gerichtet bis zur Grenze der zweiten Neuronenschicht. Die Entropiekurve zeigt, daß eine kindliche oder jugendliche gesunde Retina eine minimale negative Entropie aufweist. Der Energieaustausch hat einen optimalen Nutzeffekt. Bei zunehmendem Alter ist der Zeitpunkt der Überschreitung der Nullinie individuell verschieden. Normalerweise kann man ab dem 50. Lebensjahr mit einer latenten Degeneration rechnen, bei Diabetespatienten mit Retinopathia diabetica bereits ab dem 30. Lebensjahr.

Die Abbildung 3 der trockenen Maculadegeneration stellt eine noch intakte vertikale und horizontale Topographie bei Deformation und beginnender Atrophie der neurovaskulären Elemente dar. Die atomare Anordnung ist noch stabil. Während die kinetische Energie reduziert ist, ist die potentielle Energie latent vorhanden und kann durch entsprechende Pharmaka und Katalysatoren stimuliert werden. Die bislang praktizierte Vasodilatation ist nicht unbedingt erforderlich. Die Entropiekurve bewegt sich von der Nullinie in die positive, d. h. degenerative Richtung. Die kalendrische Zeit deckt sich nicht mit der erlebten Zeit; es ist eine regionale

Voralterung zu erkennen. Das schon labile Gleichgewicht gerät ins Schwanken.

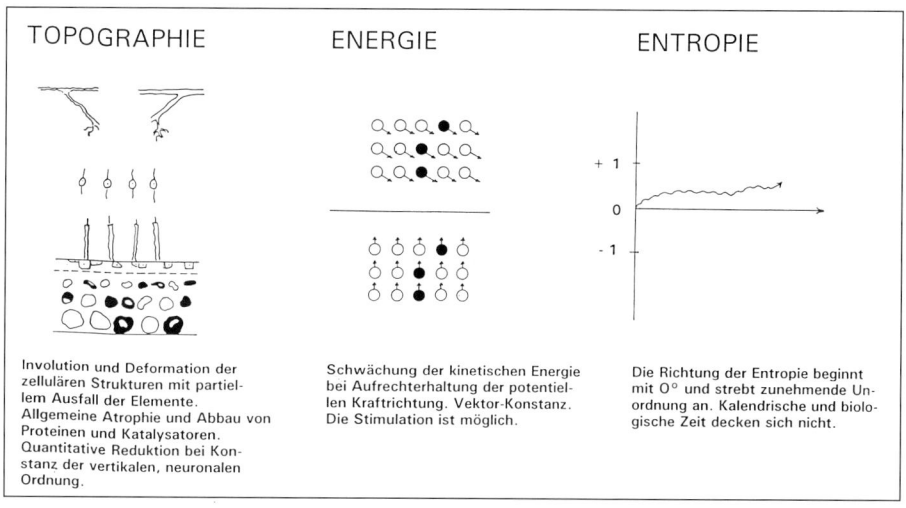

TOPOGRAPHIE	ENERGIE	ENTROPIE
Involution und Deformation der zellulären Strukturen mit partiellem Ausfall der Elemente. Allgemeine Atrophie und Abbau von Proteinen und Katalysatoren. Quantitative Reduktion bei Konstanz der vertikalen, neuronalen Ordnung.	Schwächung der kinetischen Energie bei Aufrechterhaltung der potentiellen Kraftrichtung. Vektor-Konstanz. Die Stimulation ist möglich.	Die Richtung der Entropie beginnt mit 0° und strebt zunehmende Unordnung an. Kalendrische und biologische Zeit decken sich nicht.

Abb.3 : Trockene Maculadegeneration

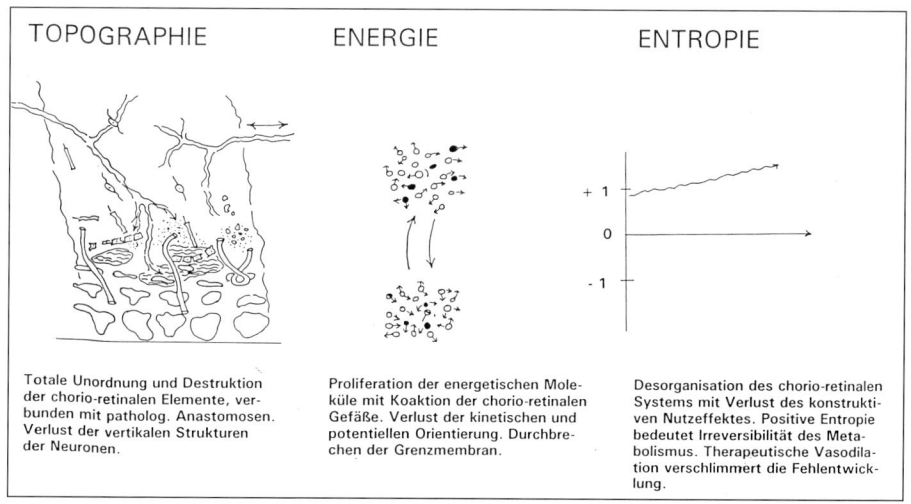

TOPOGRAPHIE	ENERGIE	ENTROPIE
Totale Unordnung und Destruktion der chorio-retinalen Elemente, verbunden mit patholog. Anastomosen. Verlust der vertikalen Strukturen der Neuronen.	Proliferation der energetischen Moleküle mit Koaktion der chorio-retinalen Gefäße. Verlust der kinetischen und potentiellen Orientierung. Durchbrechen der Grenzmembran.	Desorganisation des chorio-retinalen Systems mit Verlust des konstruktiven Nutzeffektes. Positive Entropie bedeutet Irreversibilität des Metabolismus. Therapeutische Vasodilation verschlimmert die Fehlentwicklung.

Abb. 4 : Feuchte Maculadegeneration

181

Die vierte Abbildung der feuchten Maculade-generation zeigt die totale Unordnung; die Anastomosen der chorio-retinalen Gefäße bringen die Topographie sowohl horizontal als auch vertikal durcheinander. Die atomare Struktur nimmt chaotische Züge an. Der Verlust der Orientierung im Sinne der Fehlsteuerung und der mangelnden Neuro-Informatik durchbricht die Grenzmembran. Die positive Entropie wird maximal.

Eine zusätzliche Energiezufuhr durch beispielsweise therapeutische Vasodilatation könnte das desorganisierte System nur noch anheizen. Demzufolge ist eine grundsätzlich andere therapeutische Strategie erforderlich: Abbauprodukte müssen entsorgt, Ödeme und Blutungen miissen absorbiert werden, die Austrocknung wird durch Flächenbestrahlung mit Kobalt erreicht (neuerdings sind in diesem Zusammenhang auch Protonstrahlen im Gespräch).

Unter diesem Aspekt ist die Infusionstherapie bei feuchter MD kontraindiziert, da die Gefahr iatrogener Schäden auf der Hand liegt.

Konklusion

Die Mannigfaltigkeit der MD-Symptomatik erfordert ein differenziertes und den sich verändernden klinischen Bildern angepaßtes flexibles Modell. Dies ist durch das Entropie-Modell sowohl für die Physiologie als auch für die Pathologie gewährleistet. Es gibt dem Arzt einen größeren Explikationshorizont und ermöglicht eine sichere und widerspruchsfreie Argumentation. Boltzmann schreibt seiner Theorie die Aufgabe zu, „ein Abbild der Außenwelt zu konstruieren" (9). Sie ist Ausdruck seiner physikalischen und philosophischen Forschungen. Damit wird die cartesianische SubjektObjekt-Spaltung zugunsten der Einheit von messendem Subjekt und zu messendem Objekt überwunden. Die Pathologie und die physikalischen Ereignisse unterliegen denselben mikro- und makrokosmischen Gesetzmäßigkeiten: so erscheint die Gesundheit als Minimum, die Krankheit als Maximum der Entropie. Mit dem Rückgriff auf die Physik des 19. Jahrhunderts ist dem Rapport der Société Francaise d'Ophtalmologie der Anschluß an den Wissenschaftsstand des 20. Jahrhunderts gelungen (8).

Literatur

(1)Piaget, J., Der Strukturalismus. Olten, Freiburg 1973. Original: Le Structuralisme. Paris 1968

(2) Sradj, N., Théorie de la Mesure avec l'Exemple du Chiffre Zéro. Bull. Soc. Opht. France 1990 XI, p. 365

(3) Boltzmann, L., Populäre Schriften. Leipzig 1905 S. 25 ff. Falk, G., Ruppel, W., die Thermodynamik. Berlin, Heidelberg, New York 1976

(4) Sradj, N., Conservative Trcatment of Age Related MD Belg. Ophth. Society Brüssel 13. Feb. 1993

(5) Vgl. Meyers Enzyklopädisches Lexikon, Mannheim 1973 S. 844

(6) zitiert aus: Drieschner, M., Voraussage, Wahrscheinlichkeit, Objekt. Über die begrifflichen Grundlagen der Quantenmechanik. (aus: Boltzmann, Vorlesungen über Gastheorie § 90. Anwendung auf das Universum. Berlin, Heidelberg, New York 1979 S. 50 und 220)

(7) Grünbaum, A., Philosophical Problems of Space and Time. Dordrecht, Boston 1973 S. 209 ff.

(8) Solé, P., Dalens, H., Gentou, C., Rapport de la Société Francaise d'Ophtalmologie 1992: Biophtalmologie Paris 1992 Livre 11 Chapitre 111, p. 141 und Livre VII Conclusion p. 3

(9) Boltzmann, L., a.a.0., S. 77

PRINZIPIEN DER KONSERVATIVEN THERAPIE VON MACULADEGENERATIONEN

SCHLÜSSELWÖRTER

Maculadegeneration (altersbedingte, feuchte und trockene), Retinopathia diabetica, Durchblutungsstörungen, lymphatisches System, retrobulbäre Injektionen, Neuraltherapie, Phyto- und Biotherapie

Zusammenfassung

Das Prinzip der konservativen Therapie altersbedingter Maculadegenerationen (MD) besteht in der Erweiterung der pathophysiologischen Grundlage von der Vasculopathie über Immunschwäche bis hin zur neuronalen Dysregulation. Das Verfahren hat zum Ziel, die feuchte MD in eine trockene zu verwandeln. Hierzu werden Kobaltbestrahlungen eingesetzt. Bei feuchter und trockener MD erfolgt die Stimulation des Stoffwechsels durch Einsatz anerkannter synthetischer Vasoactiva in Verbindung mit lymphatischen und biologischen

Substanzen (Stoffe aus hochmolekularen organspezifischen Geweben), die als Katalysatoren wirken. Die Lasertherapie sollte vorsichtig angewandt werden. Die Ergebnisse von 107 Fällen werden vorgestellt.

Einleitung und Fragestellung

Die Situation der heutigen Ophthalmologie ist geprägt durch einen Methodenmonismus von Induktion, Kausalitätsdenken und deren statistischer Verarbeitung, den die Problematik des von der Maculadegeneration betroffenen Patientenkreises unberührt läßt. Noch mehr: neue Wege und Anregungen werden verhindert; Unsicherheit und Angst vor Gesetzen, Verordnungen und standesorganisatorischen Bestimmungen lähmen diagnostische und therapeutische Initiativen. So ist es kein Wunder, die methodologische Reflektion im ursprünglichen Sinne der Grundlagenforschung vernachlässigt wird (1). In Deutschland hat sich ein Gegensatz zwischen Schul- und Alternativmedizin etabliert, der unserer Meinung nach nicht gerechtfertigt ist. Die hier vorgestellten Prinzipien betrachten sich als eine Erweiterung bestehender Therapiemöglichkeiten und nicht als Alternative.

Unser Beitrag versteht sich als konstruktive Reaktion auf die zunehmende Überalterung der Menschen und die damit verbundene Zunahme degenerativer Augenerkrankungen (2).
Die Überwindung des Ursache-Wirkungs-Zusammenhanges der herrschenden experimentellen Methode wird durch den Strukturalismus realisiert (3).
Eine komplizierte Krankheit wie die Maculadegeneration kann nicht monokausal, z. B. mit der Vasculopathie-Hypothese erklärt werden. Die strukturelle Methode geht davon aus, Elemente nach Relevanz und Priorität herauszustellen und ihre Wechselwirkung systematisch zu ermitteln. Eine pathologische Struktur ist grundsätzlich selbständig und entwickelt Eigendynamik (4).
Daher ist es erforderlich, in jedem einzelnen Fall die Phänomenologie und die subjektive Symptomatik klar herauszustellen und zu ordnen. Auf Grund von Pauschalierungen und Generalisierungen bei Maculadegenerationen gefäßerweiternde Mittel zu verordnen, kann

kontraindiziert sein. Ein individueller Behandlungsplan muß immer am Anfang einer konservativen Therapie stehen und bei Bedarf jederzeit modifiziert werden können.

Wenngleich die Lasertherapie im Ansatz absolut richtig ist, so ist sie in der Anwendung vielfach nicht kritisch und differenziert genug und daher in ihren Konsequenzen dem Patienten nicht plausibel. Die wachsende Kritik der Bevölkerung an Chemie und Technologie hat die Ophthalmologen bislang noch nicht tangiert. Während Phyto- und Biotherapie in andere Bereiche der Medizin bereits Eingang gefunden haben, wehrt sich die Ophthalmologie noch immer dagegen, obwohl bekannt ist, daß die 1936 von Filatov eingeleitete Gewebs- und Stimulationstherapie inzwischen beachtliche Fortschritte gemacht hat (5). Die Homotoxinlehre Reckewegs erscheint uns pathophysiologisch ebenfalls sinnvoll und zweckmäßig. Die Übertragung seines Modells auf die Phasen der Maculadegeneration sieht folgendermaßen aus:
1. Transsudation-Exsudation i.S. einer Texturveränderung der Gefäßwand und der Grenzmembranen von Aderhaut und Netzhaut,

2. Akkumulation und Deposition von Stoff-wechselabbauprodukten, z.B. Drüsen, Kalk- und Lipidablagerungen,
3. Neovaskularisation und Proliferation bis zur Entwicklung von Pseudotumoren i.S. der Junius-Kuhnt-Symptomatologie (6).

Verfahren

Unsere therapeutische Konzeption basiert im wesentlichen auf den folgenden drei Richtungen:

1. Die russische Schule nach Muldashev, der besonders auf die Bedeutung des Lymph-stoffwechsels für den Abtransport von Abbauprodukten und die Verbesserung des Immunsystems hingewiesen hat. Allergische Reaktionen sind nach Muldashev nicht grundsätzlich negativ zu beurteilen.
2. Die fünfzigjährige Erfahrung von A. Bangerter ist in der experimentellen, der sogenannten Schulmedizin fest verankert, geht aber über sie hinaus.
3. Die Neuraltherapie, mit deren Hilfe neurona-le regulatorische Störungen gezielt und schnell wirksam behandelt werden können (7).

Der Therapieplan impliziert die allgemein anerkannten und angewandten Vasoaktiva, wie
Cosaldon u.a. (8)*. Darüber hinaus hat sich der
Einsatz von Katalysatoren (das sind hochmolekulare Proteine aus organspezifischem Gewebe, z.B. Revitorgan, Heel u. a.) sowie die
Verabreichung von Lymphstoffen zur Steigerung
der Immunität gut bewährt. Bei älteren
Menschen hat sich die Neuraltherapie im
Bereich des Ganglion ciliaris, des Atlanto-occipi-
tal-Gelenkes und im parietalen Bereich als hilfreich erwiesen. Die Zapfenreizung durch Farbübungen ist nicht nur eine psychologische
Motivation, sondern verbessert die Zentralfixa-
tion und Lesedauer. In manchen Fällen wird die
Ohrakupunktur unterstützend hinzugezogen.

Hauptziel der konservativen Therapie ist die
Verwandlung der feuchten Maculadegeneration
einschließlich Retinopathia diabetica, Throm-
bosen usw. in eine trockene - und die trockene
MD zu stabilisieren und zu stimulieren. Zur
Austrocknung der feuchten MD wird Kobaltbestrahlung (10,5 Gy verteilt auf 5 Sitzungen)
(9) durchgeführt. Die Röntgentherapie wurde
von Goldmann in den 40er Jahren bereits prak-

tiziert, allerdings wegen befürchteter Katarakt-
bildung nur mit äußerster Zurückhaltung. Die
demzufolge schwache Dosierung erbrachte
jedoch auch keine wesentliche Verbesserung
und wurde aus diesem Grunde später vernachlässigt (10).
Die neuere Strahlenforschung in den USA und
in einigen europäischen Ländern setzt auf
Proton und läßt einen echten Fortschritt erwarten.

Unser Verfahren besteht in der Regel aus 10
retro- oder parabulbären Injektionen nach
Oberflächen- und Tiefenanästhesie. Die feuchte
Maculadegeneration wird mit Rutosiden
(Troxorutin), Scherisolon, Lymphen, BVK - die
trockene MD mit Vasodilatatoren (Priscol),
Katalysatoren und BVK behandelt. Die
Dosierung schwankt je nach Verträglichkeit zwi-
schen 0,3 und 0,6 ml. Zusätzlich werden Zinc
Augentropfen i.S. der Ocuvite-Therapie verab-
reicht (11).
Während der Therapie kann sich das
Krankheitsbild derart verändern, daß die in Abb.
1 aufgeführten patho-physiologischen Elemente
infolge der bestehenden Wechselwirkung eine

Umschichtung erfahren können. Das Schema sollte daher nicht als lineares Ordnungsprinzip, sondern als globale Orientierung gesehen werden.

Grundsätzlich bestimmen Individualität und Subjektivität des Patienten, d.h. die Verträglichkeit einzelner Präparate und Behandlungsmethoden den Verlauf der Therapie. „Der Arzt behandelt Einzelpatienten, nicht Kollektive, infolgedessen kann er keine 'a priori-Wahrscheinlichkeit' aus der relativen Häufigkeit ableiten. Die Entscheidungstheorie hat hier einen Ausweg gesucht in der 'subjektiven Wahrscheinlichkeit', d. h. den Überzeugungsgrad" (12).

Die Abb. 2 ist gleichermaßen als Orientierungshilfe für die Wahl der Medikamente zu verstehen. Wenn z.B. die Ohrakupunktur, die im Bereich des Realmöglichen agiert, die Symptomatik von Kopfschmerz, Schwindel und Skotomen günstig beeinflußt, gibt es keinen Grund, auf die nach der herrschenden Meinung „sicher" wirkenden Präparate, die allerdings Nebenwirkungen haben, zurückzugreifen.

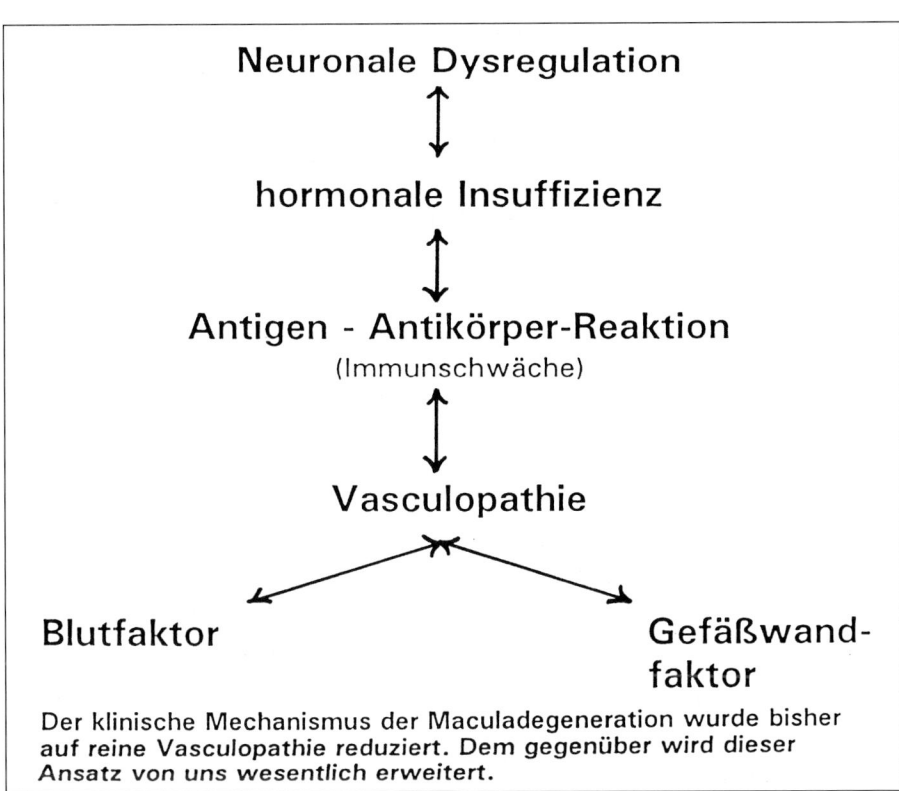

Abb.1:Pathophysiologische Prozesse der Maculadegeneration

193

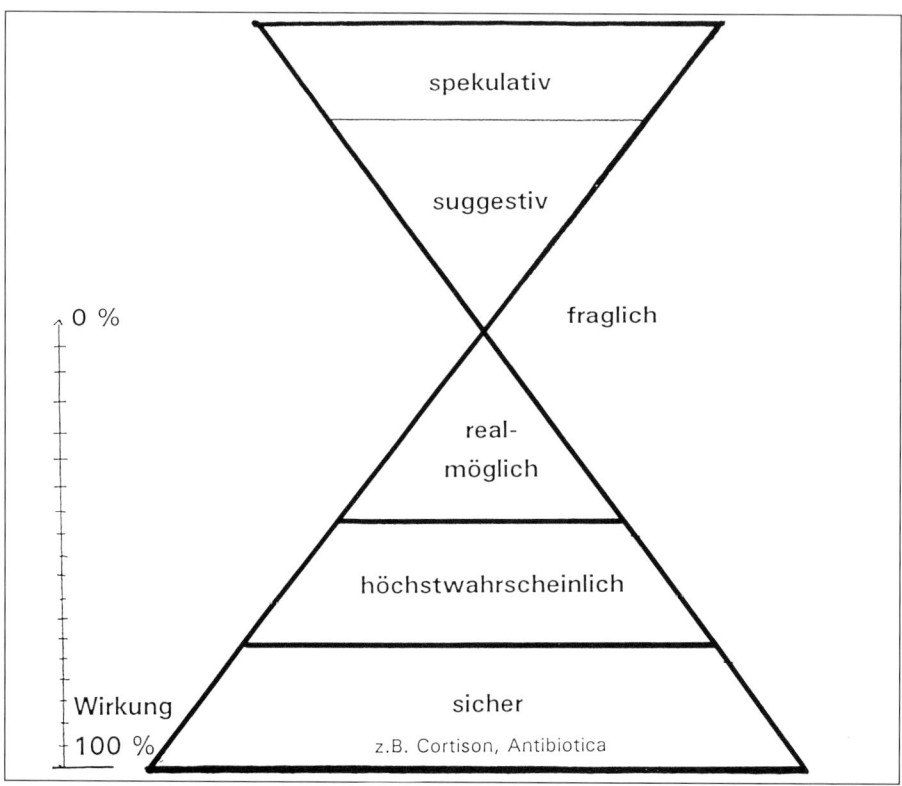

Abb. 2: Kategoriale Wirkungsskala der Medikation
Während die klinische Therapie einseitig auf 100%-ige Sicherheit und
Wirksamkeit der Medikation - unter Inkaufnahme der entsprechenden
Nebenwirkungen - setzt, erstrebt die Naturheilkunde ebenfalls höchstmögli-
che Wirkung mit milderen Mitteln. Sie erweitert abder die Bandbreite der
Wirkungsmög-lichkeiten über den sicheren Bereich hinaus in die Bereiche
des Wahrscheinlichen und Realmöglichen.

Die Abb. 3 zeigt eine Zusammenstellung möglicher therapeutischer Ansätze, die nach oben
genannten Prinzipien einzeln oder in Kombina-

194

tion miteinander eingesetzt werden. Die Reizung der Zapfen durch Farbschulung dient nur als Ergänzung der Behandlung.

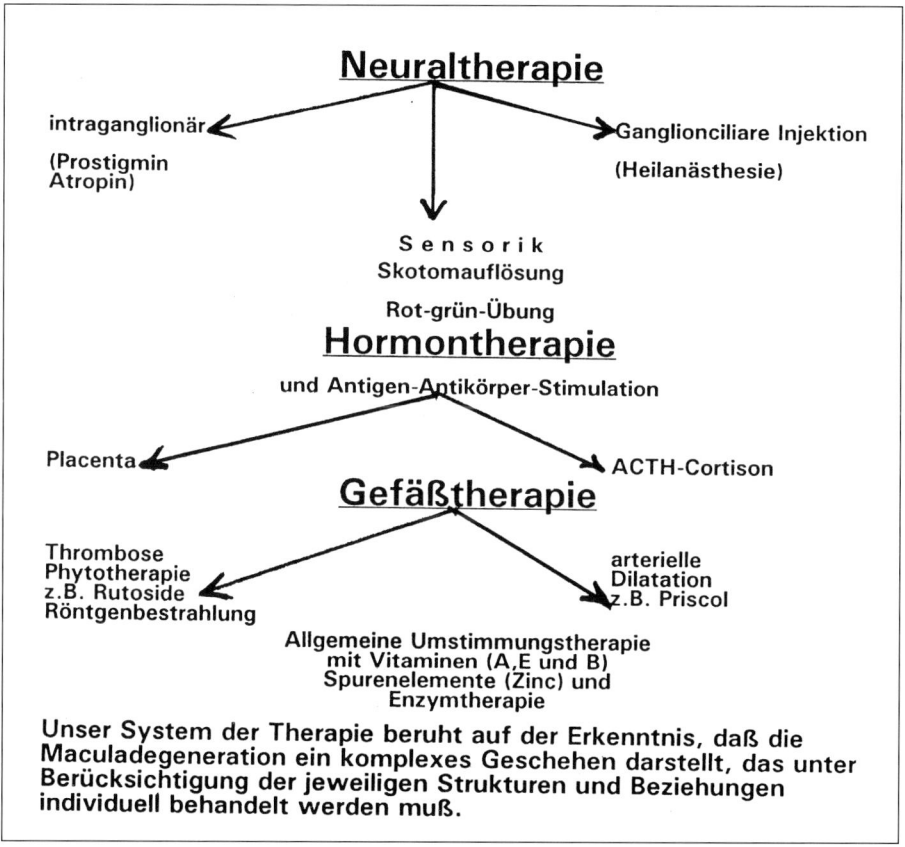

Abb. 3: Therapeutische Ansätze der retrobulbären Injektionen
Unser System der Therapie beruht auf der Erkenntnis, daß Maculadegeneration ein komplexes Geschehen darstellt, das unter Berücksichtigung der jeweiligen Strukturen und Beziehungen individuell behandelt werden muß.

Material

Grundlage dieser Arbeit bilden 107 ausgewertete Fälle. Die Mehrheit der Patienten war zwischen 75 und 85 Jahre alt (vgl. Abb. 4).

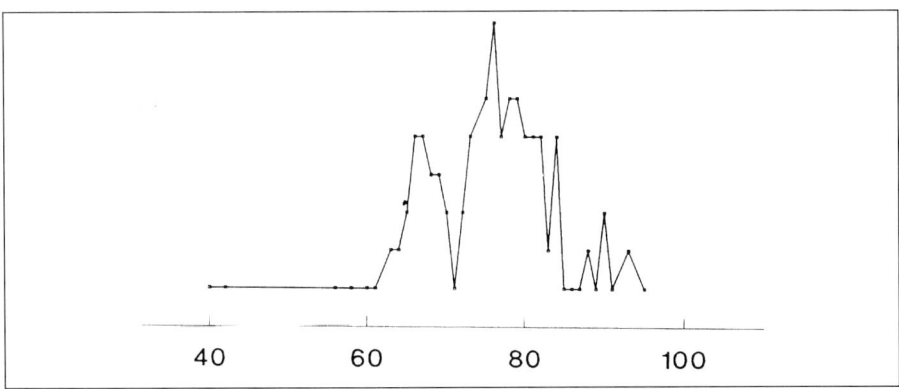

Abb. 4: Behandelte Patienten. Statistische Altersverteilung

Darunter waren 71 Fälle von trockener MD (ca.
66%), 16 Fälle von feuchter MD (ca. 15 %), 10
Fälle von Retinopathia diabetica (ca. 9%) und
ebenfalls 10 Fälle von Optikusatrophie (ca. 9%)
(vgl. Abb. 5).

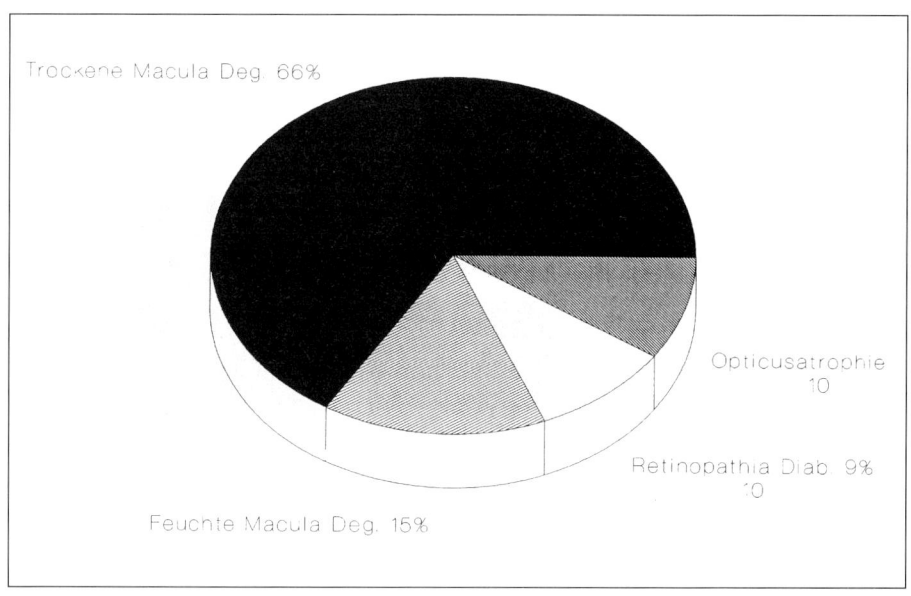

Abb. 5 : Behandelte Erkrankungen (Verteilung)

Als Verbesserung wurde gewertet, wenn der Anfangsvisus bei gleichen Untersuchungs-bedingungen um mindestens eine Stufe verbessert werden konnte. Die Therapieergebnisse zeigen, daß in 65 Fällen eine Verbesserung der Sehschärfe (in Einzelfällen bis zu 4 Stufen), in 36 Fällen eine Stabilisierung erreicht wurde und bei 6 Patienten unter der Behandlung eine Verschlechterung eintrat (Abb. 6). Dies waren ausnahmslos Fälle bei denen der Anfangsvisus bereits bei 0,1 und darunter lag.

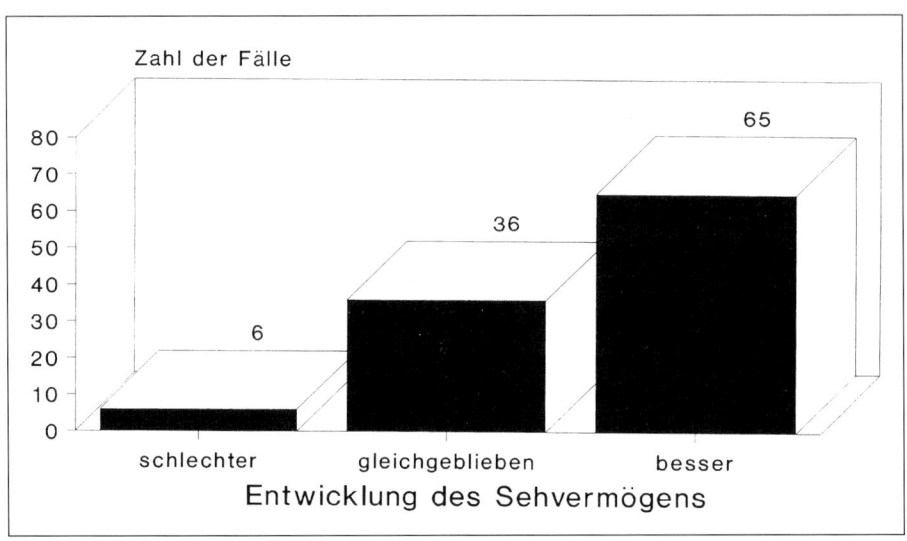

Abb. 6: Therapieergebnisse

Als wesentliches Ergebnis unserer Behandlung ist die Verbesserung oder Beseitigung von qualitativen Sehstörungen wie Metamorphopsie, Dyschromatopsie, transluciden Skotomen (getestet mit Perimetrie und Amsler Test) u. a. zu verzeichnen eine Symptomatologie, die die Ophthalmologen nur zu häufig an die Neurologen verweisen und die letztlich bagatellisiert und ignoriert wird. Der Hypothese von Spontanremissionen ist bei einem Krankheitsbild wie der Maculadegeneration zu widersprechen.

Diskussion

Ziel und Charakter dieser Therapie kann grundsätzlich nur defensiv sein, auch wenn in vielen Fällen eine Verbesserung erreicht werden konnte. Es muß daher unbedingt vermieden werden, dem Patienten falsche Hoffnungen zu machen. Aber trotz intensiver Beratung der Patienten über die Möglichkeiten und Grenzen unserer Behandlungsweise bleibt das Prinzip Hoffnung des Menschen ungebrochen und verführt dazu, bei nur leichter Besserung des Krankheitsbildes, mehr und mehr bis hin zur Wiederherstellung der Normalität, d.h. das Unmögliche zu verlangen. Nur die wenigsten Patienten fügen sich in ihr Schicksal und sind dankbar für das Aufhalten der Erblindung, während die Mehrzahl letztlich dem Arzt anlastet, daß ihre irrationalen Hoffnungen nicht erfüllt werden können. Die in der Regel vorhandene begleitende Zerebralsklerose verhindert oft die Einsicht und begrenzt in hohem Maße die Therapiemöglichkeiten.

Die existenzielle Grenzsituation (K. Jaspers), wo Sprache und Vernunft ihr Ende erfahren, kann jeden Menschen treffen. Die ablehnende Haltung mancher Kliniker und Praktiker gegenüber den naturheilkundlichen Behandlungsmethoden könnte erschüttert werden, wenn sie selbst von einer mit den Methoden der modernen Technologie nicht mehr behandelbaren degenerativen Erkrankung befallen sind. Auch der berühmte Ophthalmologe H. Goldmann hat sich mit retrobulbären Injektionen behandeln lassen.

Während die Laser-Behandlung bei strenger Indikation durchaus ihre Berechtigung hat, erscheinen die neueren Tendenzen der chirurgischen Entfernung von subretinalen Blutungen und retinalem Gewebe gewagt und fragwürdig (13).

Literatur

(1) vgl. Sradj, N., L'Origine et le sens de la recherche fondamentale in: Bull. Soc. Opht. France 1991, 8-9, XCI, S. 823 f.

(2) vgl. Marshall, J., Vieilissement rètinien et maculaire in: Coscas, G. Dégénérescences maculaires acquises liées à l'age Paris, Milan, Barcelone, Bonn 1991, S. 15ff.

(3) Piaget, J., Le structuralism. Paris, 1968
Sradj, N., La strabologie structurelle. Bull. et Mém. SFO 1986 97e, S.96ff.

(4) vgl. Naumann, G. und Lüllwitz, W., Allgemeine Pathologie der Maculaerkrankungen (Gegenüberstellung der klinischen und histopathologischen Befunde) in: Jaeger, W., Erkran-kungen der Macula DOG München 1975, S.44ff, die Bredt zitieren: „Alles Lebendige und damit auch alles Kranke, basieren nicht auf einem amorphen Brei - sondern sind ausgezeichnet durch eine Gestalt." vgl. auch Merleau-Ponty, M., Vorlesungen 1. Die Humanwissenschaften und die Phänomenologie in: Phänomenolo-gischpsychologische Forschungen, hrsg. v. Graumann, C.F., Bd. 9, Berlin, New York 1973.

(5) vgl. Sradj, N., Möglichkeiten der Naturheilkunde bei Maculadegenerationen in: Biologische Medizin, 21. Jg., 1992, Heft 4, S.280ff.

(6) vgl. Reckeweg, H. H., Homotoxikologie - Ganzheitsschau einer Synthese der Medizin, Baden-Baden 1957. John, J., Homotoxinlehre und antihomotoxische Therapie in: TPK Therapeutikon Karlsruhe 1980, S. 732ff .

(7) vgl. Huneke, F., Das Sekundenphänomen, 4. Aufl., Heidelberg 1975 vgl. auch Pietrowski, H., Ganzheitstherapie bei

Augenkrankheiten unter besonderer Berücksichtigung der Neuraltherapie, 2. Aufl., Heidelberg 1982.

(8) vgl. Ivanoff, Prüfung der Maculafunktion unter Einwirkung von vasoaktiven Medikamenten verschiedener chemischer Herkunft in: Jaeger, W., Erkrankungen der Macula, a. a. 0., S. 166ff.

Hampton, G. R. und Nelson, Ph. T., Age related Macular Degeneration Principles and Practice, New York 1992. Vgl. auch Coscas, a. a. 0., S. 433.

*Anm.des Verfassers: Nach mehrjährigen Erfahrungen sind wir zu der Erkenntnis gelangt, daß die Verabreichung von gefäßerweiternden Mitteln insbesondere bei feuchter MD kontraindiziert ist. Dies wird auch inzwischen von anderen Klinikern bestätigt (vgl. Krott, R. Univ. Augenklinik Köln in: DÄ 93, Heft 39, 27.Sept. 1996 (53)

(9) durchgeführt in der Strahlenabt. der Barmherzigen Brüder Regensburg.

(10) Näheres vgl. Sautter, H. und Uterrnann, D., Gesichtspunkte zur medikamentösen Behandlung der degenerativen „senilen" Maculaaffektionen in: Jaeger, a.a. 0., S. 5 77.

(11) vgl. Hampton und Nelson, a. a. 0., S. 187.

(12) Kienle, G., Zweifelhafte Wirksamkeit? in: Münch. med. Wschr. 123 (1981), Nr. 11, S.404.

(13) vgl. Hampton, G.R., Nelson, Ph. T. et al., Surgical management of AMD, in: Hampton und Nelson, a. a. 0., S.231ff.; Vandere, J. F. et al., Chirurgische Entfernung einer massiven subretinalen Blutung bei alterskorrelierter Makuladegeneration in: Ophthalmology 90:23-27, 1991 vgl. auch in: Ophthalmology Digest, Jan. 1992, Nr. 1, S.21ff.

DIE BEHANDLUNG DER FEUCHTEN MACULOPATHIEN MIT FRAKTIONIERTEN STRAHLEN - EIN ERFAHRUNGSBERICHT

ZUSAMMENFASSUNG

Es wird über die Bestrahlung von 44 Patienten mit feuchter Maculadegeneration bzw. Retinopathia diabetica berichtet. Die Dosierung betrug 10,5 Gy verteilt auf 7 Sitzungen. Parallel dazu wurden retrobulbäre Injektionen, Neuraltherapie, Ohr- und Schädelakupunktur appliziert. Die guten Ergebnisse dieser Form der konservativen Therapie sind ermutigend. Lasertherapie kann wie bisher wenn nötig herangezogen werden.

Schlüsselworte

Strahlentherapie der Maculadegeneration, Retinopathia diabetica, Venenthrombose, Glaskörperblutungen.

Einleitung

In der Logik der Forschung hat sich das Konzept durchgesetzt, daß Naturprozesse prinzipiell auf linear-kausale Ereignisse reduzierbar sind. Tatsächlich aber laufen sie überwiegend nicht-linear und komplex ab.Somit befinden wir uns methodisch auf dem Boden der nachrelativistischen Physik .(1)

In diesem Rahmen werden die Maculopathien, insbesondere die altersbedingte Netzhaut-degeneration, als komplexe Krankheiten betrachtet, die den Regeln des 2. Satzes der Thermodynamik (Entropie) folgen. Hierbei ver-läuft die Energie in die dissipative Richtung von der Reversibilität in die Irreversibilität bis hin zum Wärmetod. (2) Um diesen schicksalhaften Prozess aufzuhalten, bedarf es einer Reihe von diagnostischen und therapeutischen Maßnahmen , die individuell und situativ einge-setzt werden. Die Hauptgruppe der hier unter-suchten Fälle bildet die feuchte Maculadegene-ration. Ziel der konservativen Behandlung , die aus parabulbären (subconjunctivalen) und retro-bulbären Injektionen (3), Neuraltherapie, Ohr- und Schädelakupunktur, Farbübungen und ioni-

sierenden Strahlen besteht, ist die Trocken-
legung des Hinterpols, d.h. Proliferationen,
Neovascularisationen und Entzündungen werden eingedämmt (4).
Diese kombinierte Therapie,die wir seit 1989
durchführen, hat sich in der Praxis gut bewährt.
Die Lasertherapie kann z. B. bei Leakagen
unabhängig hiervon durchgeführt werden.
Die Einführung der Strahlentherapie in die
Augenheilkunde ist dem großen Ophthalmologen Goldmann zu verdanken. 1943 hat er in
Bern bei Venenthrombose Röntgenstrahlen
angewandt. Die schwache Dosierung und die
ungünstige Technik (Gefahr der Cataractbil-
dung) trugen allerdings dazu bei, daß dieser
sinnvolle Ansatz wieder in Vergessenheit geriet.
Erst Bangerter , der Oberarzt bei Goldmann in
Zürich war, hat mit dem Radiologen Hohl, später
mit Ries in St. Gallen das Verfahren fortentwickelt und systematisiert. (5)
Das auf der langjährigen Erfahrung Bangerters
beruhende in Regensburg angewandte
Verfahren vermeidet durch seitliche Applikation
das Risiko der strahlenbedingten Linsentrübung.

Methode und Material

Die Indikationen zur Strahlentherapie sind folgende:
1. entzündliche Prozesse wie Chorioretinitis centralis serosa und akute Neuritis mit Papillenödem, 2. exsudative, feuchte Maculadegenerationen, cystoides Maculaödem, Pseudotumor der Macula (Morbus Junius Kuhnt), 3. Retinopathia diabetica und alle Formen der Venenthrombosen, 4. Netzhaut- und Glaskörperblutungen (bedingt durch Arteriosklerose oder Bluthochdruck).

Die Dosierung ist individuell nach Rücksprache mit dem Radiologen und Patienten. In der Regel geben wir in Anlehnung an Bangerter 4) 10,5 Gy. Bei Wiederholung wird lediglich 7,5 Gy (frühestens nach 3 Monaten) verabreicht. In hartnäckigen Fällen, wo eine 3. Bestrahlungsserie notwendig wird, erhalten die Patienten nur noch 3,5 Gy. In der einschlägigen Literatur schwanken die Dosierungsempfehlungen zwischen 10 und 24 Gy.6)

Die schwache Dosierung der Bestrahlung verursacht bei den Patienten weder Hautveränderungen, noch conjunctivale Injektionen. Bei kei-

nem der Fälle wurde eine Komplikation infolge der Bestrahlung beobachtet. In der Zeit von 1990 bis Ende 1994 wurden in der Strahlenabteilung des Krankenhauses der Barmherzigen Brüder in Regensburg insgesamt 44 Patienten (27 Frauen, 17 Männer) mit feuchter Maculadegeneration (32) und Retinopathia diabetica (12) bestrahlt (6 davon zweimal).
Altersverteilung :
Jahrgang 1908 - 1919:   24 Patienten
Jahrgang 1920 - 1932:   17 Patienten
Jahrgang 1932 - 1942:   3 Patienten
Das Durchschnittsalter der Patienten, bei denen nach der Behandlung eine Besserung zu beobachten war, liegt bei ca. 71 Jahren, derjenigen, deren Zustand stabilisiert werden konnte, bei ca. 74 Jahren, während das durchschnittliche Alter derjenigen, deren Zustand schlechter wurde, bei ca. 77 Jahren liegt. Als Besserung betrachten wir eine Visuserhöhung von mindestens 2 Stufen. Zu erwähnen sind in diesem Zusammenhang die qualitativen Sehstörungen wie Metamorphopsie, Dyschromatopsie und Gesichtsfeldstörungen, die bei erfolgreicher Behandlung ganz oder teilweise zurückgehen.

Da ein Großteil der Patienten (17) von weither (z.T. aus dem Ausland) kam, konnte bei ihnen keine Langzeitbeobachtung erfolgen. Es hat sich jedoch gezeigt, daß zwischen der Gruppe, die nur kurzfristig beobachtet werden konnte (bis zu 1 Monat nach Bestrahlung) und derjenigen, die zwischen 6 Monaten und 5 Jahren kontrolliert wurde, kein signifikanter Unterschied besteht: Von den 44 Patienten trat bei 17 (38,5%) eine Besserung ein, bei 21 (48 %) stabilisierte sich der Visus und bei 6 Patienten (13,5%) konnte das Fortschreiten des degenerativen Prozesses nicht beeinflußt werden. Diese Zahlen decken sich mit den von Bangerter ermittelten Werten.: bei einer Grundgesamtheit von 399 Augen erreichte Bangerter bei 37,5% eine Verbesserung, bei 46,3% eine Stabilisierung und bei 16,2% eine Verschlechterung (bei einem Beobachtungszeitraum von weniger als 5 Jahren) (aus: Maculadegenerationen , St.Gallen, o.J.)

Diskussion

Das Wort „Strahlen" löst bei vielen Patienten Hemmungen, Bedenken, zeitweise sogar Ablehnung aus. Dies ist mit ein Grund, weshalb das von uns ausgewertete Patientengut eine Art negativer Auswahl darstellt.Durch das zögerliche Verhalten der Patienten und ihrer Angehörigen beginnt die eigentliche Behandlung in der Regel erst im Endstadium der Erkrankung, d.h. in der Phase der Irreversibilität. Die eingehende Aufklärung und Beratung von Patienten und Angehörigen vor Behandlungsbeginn ist absolut erforderlich. Die ionisierende Therapie hat ihren berechtigten Platz dort gefunden, wo flächenhafte Ödeme, Blutungen und Neovascularisationen vorhanden sind, wo die geschädigten Gefäße eine Resorbtion von Transsudaten und Exsudaten nicht mehr leisten können.

Abschluß

Für den Ophthalmologen stehen zunehmend schonendere und differenzierte Methoden der konservativen Therapie zur Verfügung. Neue Möglichkeiten eröffnet die Bestrahlung mit Proton. Somit entsteht ein verändertes Gleichgewicht zwischen der irreversiblen invasiven Lasertherapie und der konservation ionisierenden Strahlentherapie.

Wir sehen in der Strahlentherapie eine notwendige und komplimentäre Maßnahme, deren Effizienz und Koordination von mehreren Faktoren abhängt: 1. Die Zusammenarbeit von Patienten, Ophthalmologen und Radiotherapeuten (7), 2. der Austausch der Erfahrungen und Statistiken von mehreren Kliniken mit dem Ziel, eine neue Klassifikation der Strahlentherapie zu erreichen, so z. B. Dosierung (je größer die Prominenz, desto höher die Dosierung, wobei in der Literatur zwischen 10 und 24 Gy empfohlen werden), Zeit des Einsatzes (Frage der Prophylaxe), Seitigkeit, Visusverlauf und Alter. 3. Nachdem die Theorie der Vasculopathie bei Maculadegenerationen viele methodische und prinzipielle Schwächen zeigt, tritt zunehmend die Neuropathie als Ursache der Erkrankung in den Vordergrund. Ob der Einsatz der Strahlentherapie subjektiv sinnvoll erscheint, hängt weitgehend von der Persönlichkeitsstruktur, dem Allgemeinzustand des Patienten und dem Stadium der Degeneration ab. Objektiv betrachtet ist die Strahlentherapie bei degenerativen Erkrankungen prinzipiell indiziert, wobei die

Erfolgsaussichten größer sind, solange der
Visus noch nicht dramatisch abgefallen ist.

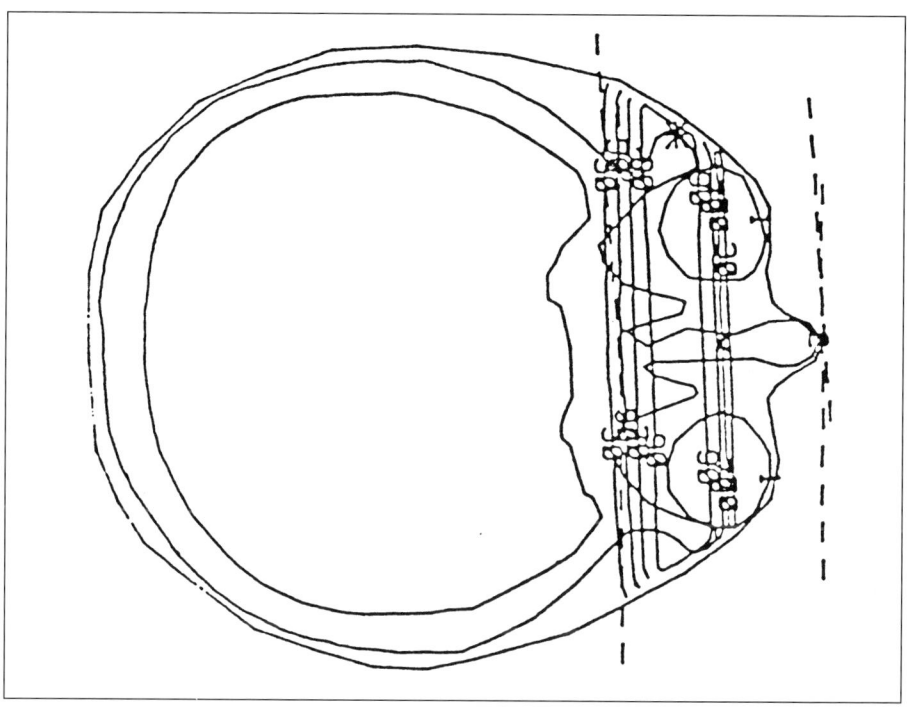

Schematische Darstellung: Isodosenverteilung bei seitlich apponierender
Telekobaltbestrahlung des hinteren Augenpols. Die Linse ist außerhalb der
20% Isodosen. Im Bereich der Streustrahlung (Gesamtdosis 10,5 Gy verteilt
auf 7 Sitzungen) erreichen weniger als 3 Gy den hinteren Augenpol.

Literatur

1) Prigogine, I. und Stengers, I. Dialog mit der Natur , neue Wege naturwissenschaftlichen Denkens . München 1986
Nicolis, G. und Prigogine, I. Die Erforschung des Komplexen. München 1987

2) Sradj, N. Entropie als pathophysiologisches Modell der Maculadegeneration, in: Biologische Medizin 22. Jg. Heft 4 , S.219-222 Baden-Baden1993

3) Die retrobulbäre Injektionstherapie ist bereits seit 1968 in der Ophthalmologie bekannt. Näheres vergl. Bangerter, A. Behandlung von myopen Kindern und Jugendlichen. 69. Bericht der Deutschen Ophthalmologischen Gesellschaft, Heidelberg 1968 S. 504.

4) Sradj, N. Prinzipien der konservativen Therapie von Maculadegenerationen. in: Biologische Medizin, 21. Jg. Heft 6, S. 412-416 Baden-Baden 1992.

5) Bangerter, A. und Hohl, K. : Beitrag zur Differentialdiagnose der Chorioidaltumoren. in: Schweizerische Medizinische Wochenschrift 19, Nr. 38 1957, S.194.

6) Ries, G. : Niedrigdosierte perkutane Radiotherapie der senilen Maculadegeneration. in: Strahlentherapie und Onkologie 170, Nr. 4,1994, S. 243-249.
Vgl. auch: van Daal, van der Maazen,van den Broek, Bergink, Deutman,van der Kogel : Radiation therapy for subfoveal chorioidal neovascular membranes in age-related macular degeneration. University of Nijmegen Institute for Radiotherapy, Institute for Ophthalmology 1994.

7) Scherer, E. Ionisierende Strahlen in der Therapie von Augenerkrankungen. in: Berichte der Deutschen Ophthalmologischen Gesellschaft 76, (109-119) 1979.

EIN PHYSIKALISCHES MODELL DES VISUELLEN SYSTEMS UNTER DEM ASPEKT DER NICHT - LINEARITÄT

ZUSAMMENFASSUNG

Bisher waren wir der Auffassung, die Perzeption vollziehe sich im Sinne der klassischen Physik, vorwiegend sensoriell nach dem Kameraprinzip, d.h. einfach, linear und kausal.

Die nichtlineare Dynamik demgegenüber beschreibt das visuelle System als eine instabile Balance zwischen den vorderen kinetisch sichtbaren oculo-facialen Muskeln (einschließlich Nervus Opticus) und den hinteren neuro-corticalen Elementen. Der Corpus geniculatum laterale ist der Angelpunkt dieses labilen Gleichgewichts, das gekennzeichnet ist durch Komplexität und Selbstorganisation. Die Transformation von der kinetischen in die potentielle Energie folgt dem Satz der Entropie. Damit findet die Neuro-Opthalmologie Anschluß an den Stand der Forschung in den exakten Wissenschaften, einschließlich der Chaos-Theorie.

Einleitung

Der Ansatzpunkt unserer Untersuchung ist die Erweiterung der Perspektive vom Einfachen, Linearen und Kausalen zum Komplex-Dynamischen. Die konventionellen anatomisch-histologischen Analysen des visuellen Systems sind nicht hinreichend, da sie auf der klassischen Physik Newtons und Galileis beruhen, wonach alles meßbar sei. Unter diesem Aspekt sind alle Untersuchungsobjekte passiv, transparent und vollständig erkennbar. Aber in der Natur gibt es Regularitäten und Irregularitäten. Die Art, sie zu erkennen, ist unterschiedlich: Prigogine ist der Auffassung, daß die moderne Physik mit der Quantenmechanik (Planck)[1], der Relativitätstheorie (Einstein)[2] und der Wellenmechanik (Schrödinger)[3] im Kern deterministisch ist. Dieses gipfelt in der Aussage Einsteins: „Gott würfelt nicht." Prigogine betont die Koexistenz vom Linearität und Nicht-Linearität, wobei konplexe Systeme eher in Richtung Indeterminismus ablaufen [4]. Die Wissenschaft muß mit einer dialektischen Einheit von Notwendigkeit und Zufall rechnen. Grundlage dieser Konzeption ist die

Thermodynamik des 19. Jahrhunderts (Clausius, Carnot; Boltzmann u.a.) Boltzmanns [5] Begriff der Entropie wurde mathematisch so formuliert :

$$S = k \times log.W$$

S= Entropie, k = Boltzmann-Konstante, log.= Logarithmus, W = Unordnung durch eine Vielzahl möglicher Konfigurationen.

Demnach verlaufen Naturprozesse in Richtung Degradation und Dissipation der Energie und folgen den Gesetzen der Wahrscheinlichkeit. Neuere Tendenzen der Chaostheorie gehen noch einen Schritt weiter und behaupten, daß nur kurzfristige Prognosen möglich seien. Die nicht-lineare Dynamik in der Kardiologie lieferte den ersten Beweis der Anwendbarkeit der Chaostheorie in der EKG-Diagnostik, was erhebliche Konsequenzen für die Therapie hatte (vgl. Morfill, Scheingraben und G.Schmidt [6]). Ein interessantes Ergebnis ist die Beobachtung, daß Patienten mit Herzarhythmien früher starben, wenn sie behandelt wurden als Patienten, die nur mit Plazebos behandelt wurden.

METHODE UND MATERIAL

Die strukturelle Theorie der Augenbewegungen, wonach Muskelgruppen selbst bei einfachen Duktionen koagieren und Translationen des Augapfels (Protraktion und Retraktion) de facto existieren, weist auf eine größere Dynamik der vorderen Anteile des visuellen Systems hin [7]. Die dynamische orbitale Magnet-Resonanz-Tomographie zeigt zum ersten Mal beachtliche wellenförmige Bewegungen des Nervus opticus und eine Beteiligung der gesamten Gesichts-muskulatur bei Blickbewegungen (vgl. Cabanis u.a. [8] Diese Erkenntnisse lenken uns auf die physikalischen und energetischen Aspwekte des Wahrnehmungsapparates.

Demgegenüber finden wir in allen gängigen Lehrbüchern nur anatomisch orientierte Erklä-rungen des Sehvorgangs ,die linear und zielge-richtet von peripher nach zentral oder umge-kehrt verlaufen. Selbst die neueren Forschungs-ergebnisse z.B. von Hubel [9] gehen davon aus, daß die Sehbahn aus 4 bis 5 Stationen besteht und unidirectionell von der Netzhaut über das Corpus geniculatum laterale bis zu den höheren corticalen Arealen verläuft. (Abb.1)

Wenn wir die Macula bzw. die drei neuro-retinalen Schichten als Rezeptions- bzw. Transferorgan der Lichtsignale verstehen, so erfolgt eine Photonentransformation von der kinetischen über die Vibrations- bis zur potentiellen Energieform (vgl.Abb.2). Dieses Modell ist einerseits linear, andererseits nicht-linear, instabil und produktiv im Sinne der thermodynamischen Entropie. Unter diesem Aspekt hat das visuelle System die Eigenschaften der Irreversibilität, der Spontaneität, der Auto-Korrelation und Auto-Organisation. Die Konzeption des Nicht-Gleichgewichtes erweist sich als Verlauf in Richtung der Rückkoppelung der Wirkung auf die Ursache. Dadurch entsteht das Phänomen der Bifurkation, die als Veränderung der Verlaufsrichtung eines Prozesses gesehen werden kann. Das Wahrnehmungsobjekt kann modifiziert und in unvoraussehbarer Weise verarbeitet werden. Das Corpus geniculatum laterale kann als Angelpunkt eines labilen Gleichgewichtes zwischen den äußeren retinalen und den inneren corticalen Elementen agieren.(Abb.3) Das auf die Funktion der optischen Refraktion reduzierte Sehen mündet in das System der Lochkamera, bei dem alles Gesehene exakt abgebildet wird, enthält als Prämisse: die dreidimensionale euklidische Raumgeometrie, die Homogenität der Zeit und die absolute Regularität der Bewegung (Abb.4)

Unser Modell des visuellen Systems entwirft folgenden Zusammenhang: die Macula rezipiert Signale der Außenwelt über die Chiasma bis zum Corpus geniculatum laterale, wobei je nach Aufmerksamkeit und Situation eine adäquate Reaktion organisiert stattfindet (Abb.5).

Die Wechselwirkung der 6 Wahrnehmungselemente bildet die Grundstruktur für eine funktionelle Architektur des visuellen Systems, die eine sinnvolle und effiziente Orientierung in Raum und Zeit ermöglicht. (Abb.6) Die physikalischen Eigenschaften der Photonen sind sowohl regulär als auch sprunghaft-irregulär nach den Wahrscheinlichkeitsgesetzen der Quantenmechanik. Danach treten spontane Sprünge der Photonen (Reize) in nichtvorhersehbarer Richtung auf (Abb.7). Im Falle funktioneller Störungen bzw. organischer Veränderungen (Degenerationen oder Entzündungen) steigern sich die Spontaneität und die Selbstorganisation bis zur Fluktuation und inadäquaten Distribution. Das chaotische Bild des zentralen Nervensystems ist zeitweise an Patienten mit fortgeschrittener Cerebralsklerose deutlich erkennbar.

DISKUSSION

Die Nicht-Linearität bedeutet in der Pathologie die Asymmetrie von Ursache und Wirkung, die Ungleichheit von Vergangenheit und Zukunft, die Instabilität und Dyskoordination von Makro- und Mikrosystemen (Makrosystem = Herz-Kreislauf-Verhältnisse, Blutdruck, Temperatur, Immunsystem. Mikrosystem = molekulare und thermodynamische Interaktionen). Das Gedächtnis verliert seine regulative Funktion. Es entsteht z.B. bei einer Cerebralsklerose eine qualitative Senkung des Verhaltens von der kategorialen auf die automatische Ebene, eine allgemeine Reduktion des Denkens vom Wahrscheinlich-Möglichen auf das mechanisch Notwendige; Handlungen und Sprache nehmen stereotype Züge an. Der Mensch vermeidet neue Situationen und Erfahrungen. Die

Krankheit bedeutet nicht nur Ausfall bestimmter Funktionen, sondern entwickelt eine neue Struktur des Gesamtverhaltens [10].

Die Frühsymptomatik einer Wahrnehmungsstörung kann sich auch über nicht-optische Warnsignale ankündigen.Diese sind unserer Beobachtung nach folgende:

1. Cephalgie, Asthenopie und oculo-cervicales Syndrom. Sie weisen auf eine Störung im Lobus occipitalis hin.
2. Hörstörungen wie Tinnitus, Gleichgewichtstörungen, Symptome, die auf eine Störung des Lobus temporalis zurückzuführen sind.
3. Orientierungsstörungen und Schwindel, die möglicherweise im Lobus frontalis-Bereich anzusiedeln sind.
4. Metamorphopsien, Dyschromatopsien und andere qualitative Sehstörungen, die im prä- und postchiasmalen Bereich ihren Ursprung haben.

Gesichtsfeldausfälle und Reduktion der angularen Sehschärfe sind Hinweis auf einen bereits fortgeschrittenen, irreversiblen Prozess; ein Therapieversuch in diesem Stadium ist wenig erfolgversprechend.

ERGEBNISSE

Unter dem Aspekt der Nichtlinearität verändert sich der Maßstab für das Normale und das Pathologische von den streng quantitativen Normen hin zu einer größeren Distribution und Fluktuation der Funktionen.Die Forschungen von Morfill und Schmidt über die nichtlineare Dynamik in der Kardiologie [11] haben gezeigt, daß nicht jede Abweichung von der Norm (hier bei Herzrythmusstörungen) therapiert werden muß. Die graphischen Darstellungen im dreidimansionalen Phasenraum zeigen spezifische Formen der EKG-Messungen, aus denen physiologische oder pathologische Strukturen der Herztätigkeit erkennbar sind. Damit vermeidet man Fehldiagnosen und iatrogene Schäden. Ähnliche Erfahrungen haben wir bei der Behandlung der Maculadegeneration mit Vasodilatationen beobachtet, durch die die trockene MD in eine feuchte verwandelt, d.h. eine Verschlimmerung der Erkrankung ausgelöst wird [12].

Auch in der Strabologie hat sich gezeigt, daß in manchen Fällen wie z.B. bei Diplopie intensive Binocularschulungen eher das Gegenteil des Gewünschten bewirken.In der Regel ist die autoregulative Spontanheilung die bessere Lösung.Die chirurgische und konservative Therapie sollte sich nach dem Prinzip „sowenig Intervention wie möglich, soviel wie nötig" richten.

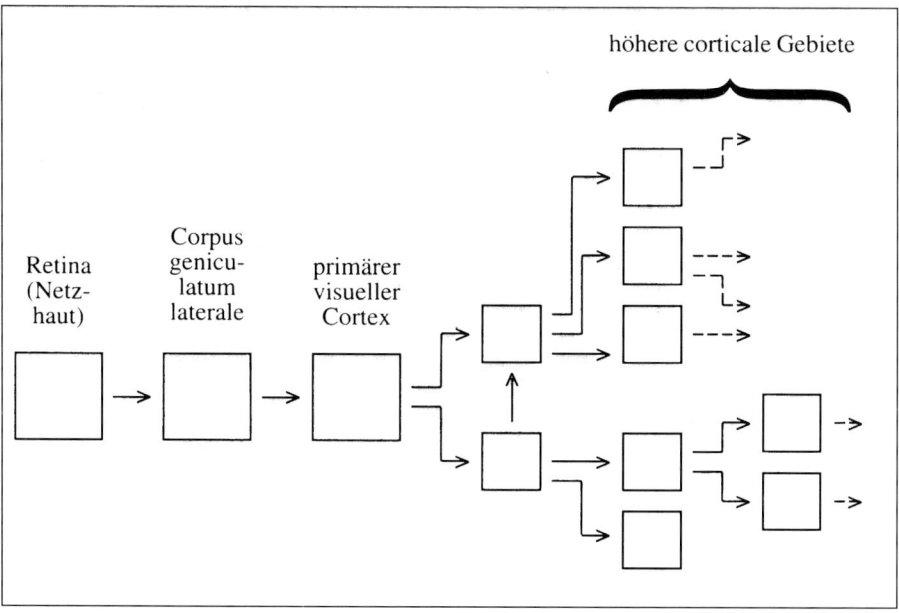

Abb.1: DAVID HUBEL: SYSTEM DER VISUELLEN BAHN bestehend aus 4 Verarbeitungsstationen . Modell: linear, kausal, gesetzmäßig;
Ansatz: anatomisch, punktuell; Objekt: passiv, histo-chemisch erfaßbar

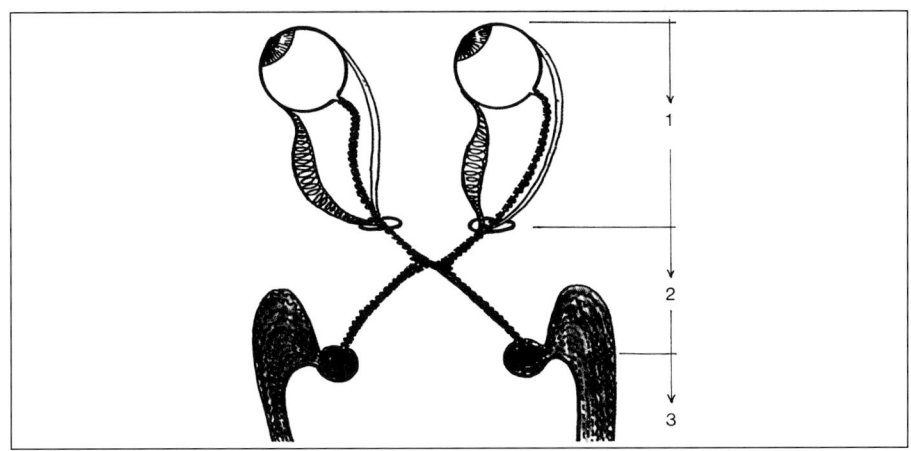

Abb.2: PHOTONEN-TRANSFORMATIONEN
(1.) Kinetische Energie des Nervus opticus, der Augenmuskeln und des Bulbus, (2.) Prä- und postchiasmale Vibrationsenergie, (3.) Potentielle Energie zwischen Corpus geniculatum laterale und Cortex (Signaltransfer).
Grundlage: DOMRI (dynamische Kernspintomographie), Modell: linear u. nichtlinear (flexibles System; Ansatz: thermodynamisch, wahrscheinlich; Objekt: unscharf, partiell determinierbar.

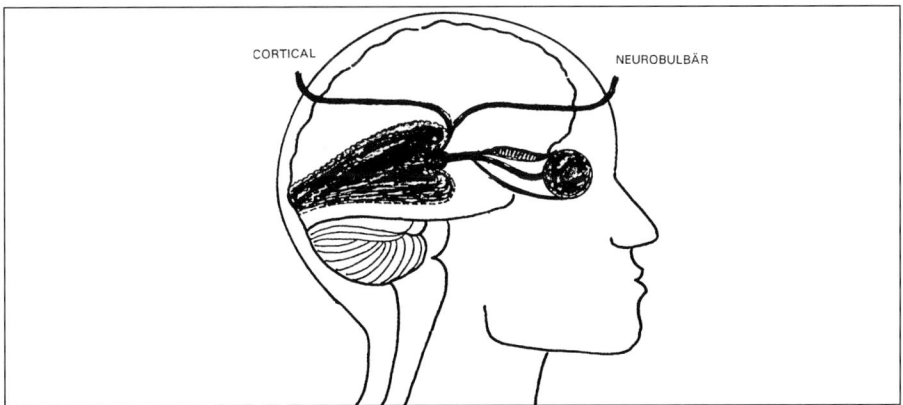

Abb. 3: Wellenbewegungen des Nervus opticus, der Augenmuskeln und des Bulbus. Das Wahrnehmungssystem ist kein afferent-efferentes, kein peripher-zentrales Verhältnis, sondern ein oszillierendes Gleichgewicht zwischen neuro-bulbären und corticalen Elementen, deren Angelpunkt das Corpus geniculatum laterale ist.

223

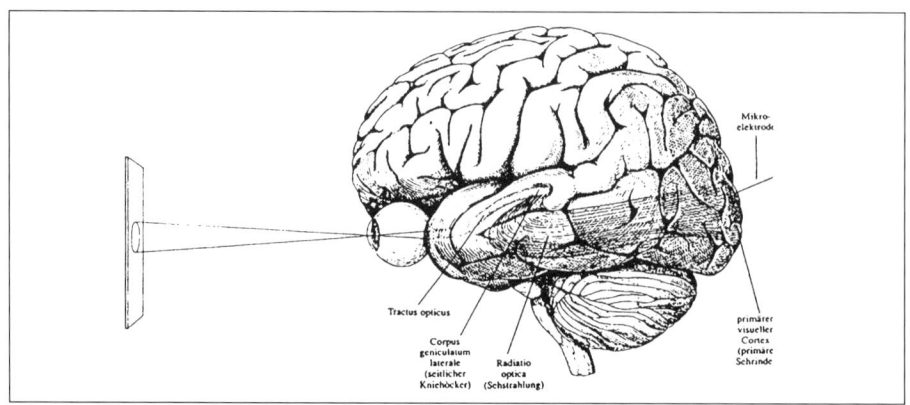

Abb. 4: Konventionelles Modell des oculo-corticalen Systems: einfach, unidirectionell (nach Hubel). Grundlage: euklidische Raumgeormetrie, ideell und abstrakt. Optik: Lochkamera-System.

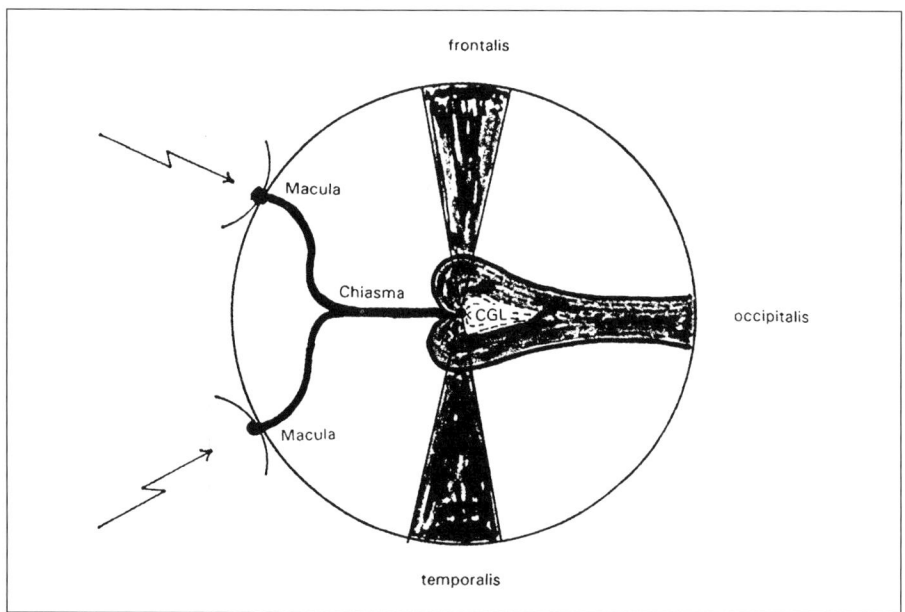

Abb. 5: Corpus geniculatum laterale als Schaltstation für Lobus occipitalis (Fusionszentrum), Lobus temporalis (status acusticus) und Lobus frontalis (willkürliche Blick- und Kopfbewegungen). Die Macula ist lediglich Organ für Photonen- (Signal-) Transfer.

224

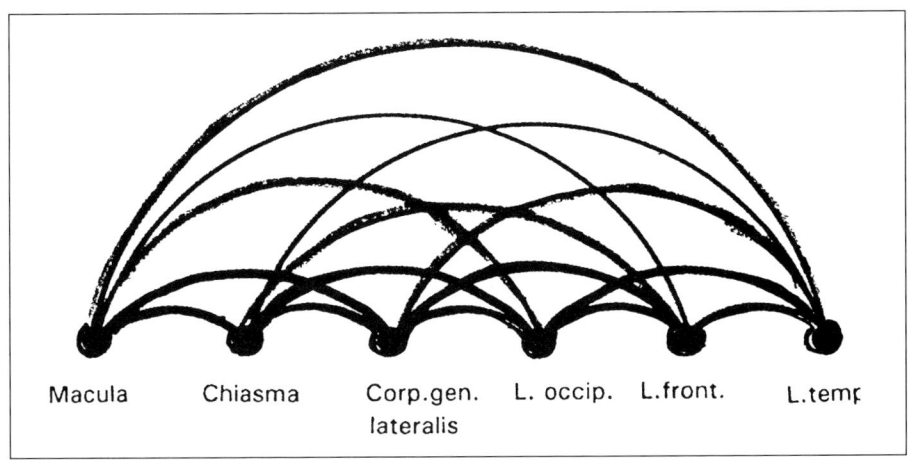

Macula   Chiasma   Corp.gen.   L. occip.   L.front.   L.temp
                                lateralis

Abb. 6: **Dialog der Elemente** Struktur des visuellen Systems: Inter- und Intra-Aktionen der 6 Wahrnehmungselemente.

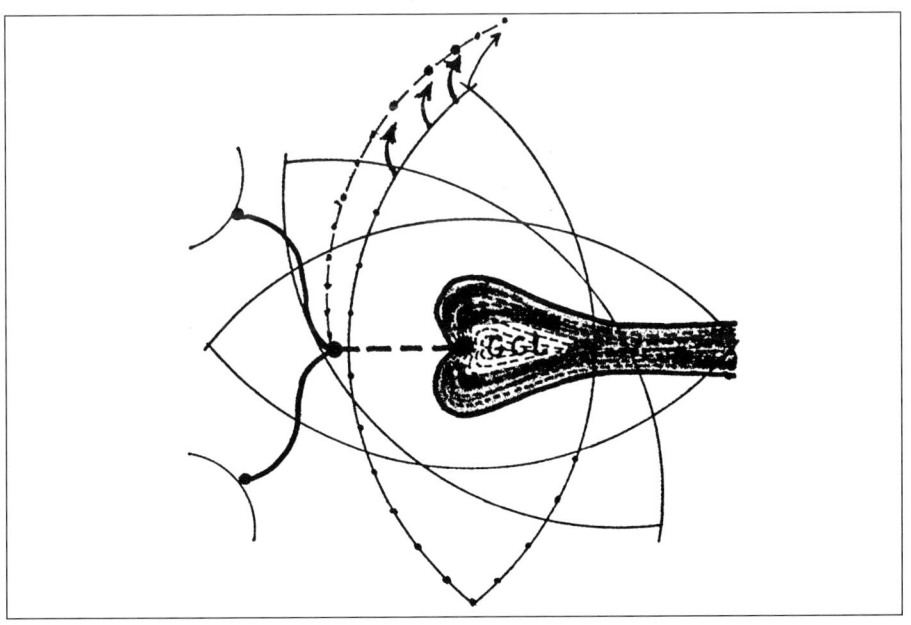

Abb. 7 : Photonensprung: Selbst bei normalen geordneten Kreisbahnen erfolgen Quantensprünge von einen Zyklus zum anderen. Labilität im Ansatz, jedoch noch kontrollierbar, Orientierung in Raum und Zeit möglich.

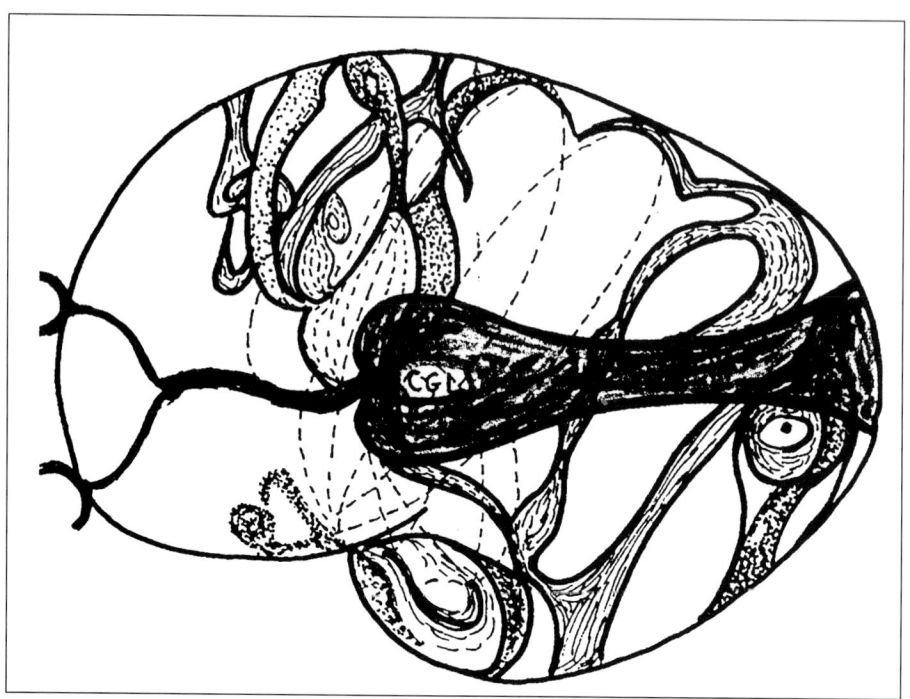

Abb. 8: **Nichtlineare Dynamik der Photonen:** Die Reizleitung verläßt ihre vorgesehenen Bahnen und Richtungen. Innervationen werden gestoppt und fehlgeleitet.

Literatur

1) Planck, M.: Determinismus oder Indeterminismus. Leipzig 1938 S. 6

2) Einstein, A.: Mein Weltbild. Frankfurt/M.,Wien,Berlin 1981 S. 109 Die Welt wird im Sinne Leibnitz' als „prästabilierte Harmonie" verstanden.

Einstein, A. und Infeld,L.: Die Evolution der Physik. München 1956, S. 164

3) Schrödinger, E.: Was ist ein Naturgesetz ? München, Wien, Oldenburg 1979 , S.9 ff.

4) Prigogine, I.: Vom Sein zum Werden, Zeit und Komplexität in den Naturwissenschaften. München 1992 ,S.39 ff.(Original: From Being to Becoming, Time and Complexity in Physical Sciences. San Francisco o.J.)

Prigogine, I. und Stengers, I.: La nouvelle alliance, métamorphose de la science. Paris 1979, S.103

Prigogine, I. und Stengers, I.: Entre le temps et l'éternité. Paris 1988 , S.8

5) Stiller, W.: Ludwig Boltzmann, Altmeister der klassischen Physik. Leipzig 1988, S. 202

Boltzmann, L.: Populäre Schriften (Über die Unentbehrlichkeit der Atomistik in den Naturwissenschaften) Leipzig 1905 ,S.141

6) Morfill, G. und Scheingraber, H.: Chaos ist überall ... und es funktioniert, eine neue Weltsicht. Frankfurt/M. ,Berlin 1992 S.134

Morfill, G. und Schmidt, G.: Komplexitätsanalyse in der Kardiologie . Physikalische Blätter 1993 (im Druck)

7) Sradj, N.: La Strabologie structurelle, Terminologie, physiologie, et chirurgie. Bull.et Mém.Soc.Francaise d'Ophtalmologie

Paris 1986 S.96-102

8) Sradj, N. und Cabanis, E.A.: Structural-hemispheric Theory of Eye-Movements and its Confirmation by Dynamic Orbital Magnetic Resonance Imaging. Transactions 21 st Meeting European Strabismological Association Editor:H.Kaufmann Salzburg 1993, S.21

9) Hubel, D.: Auge und Gehirn, Neurobiologie des Sehens. Spektrum der WissenschaftBd.20 Heidelberg o.J. S. 18

10) Merleau-Ponty, M.: Die Humanwissen-schaften und die Phänomenologie. Berlin, New York 1973 S. 217

11) Morfill und Schmidt a.a.O.

12) Sradj, N.: Entropie als pathophysiologisches Modell der Maculadegeneration. in: Biologische Medizin, Internationale Zeitschrift für biomedizinische Forschung und Therapie. Baden-Baden 22. Jg. Heft 4 1993 S. 219.

SELBSTORGANISATION BIOLOGISCHER SYSTEME

Vitale Systeme, wie beispielsweise das Wahrnehmungssystem, sind auf Grund ihrer Komplexität und Vieldimensionalität den allgemeinen Regeln der Natur untergeordnet. Ihre Eigenschaften sind Kreativität, Evolution, Flexibillität und Spontaneität. Die Selbstbestimmung kann im Extremfall die Apoptose, d.h. das Selbstmordprogramm der Zellen, bewirken.

Das Einfache, das die klassische Wissenschaft zum Postulat erhoben hatte, ist lediglich ein Konstrukt, etwas Artifizielles. das zum Glauben erhoben wurde, tatsächlich in der Natur aber nicht vorkommt. Alle Vorgänge vollziehen sich in Form von kontinuierlichen prozessualen Vernetzungen. Diese Erkenntnis zwingt von kausalen reduzierten einfachen Erklärungen der Naturereignissen oder Krankheitsursachen zu einem diese Komplexität der Vorgänge berücktigenden Denken. Die wissenschaftlichen Revolutionen brachten **linguistische** und **logische** Probleme mit sich, die die Kommunikation untereinander nahezu unmöglich machten. Das Verständnis der Relativitättheorie war und ist deswegen erschwert, weil die Worte „Raum, Zeit, Materie und Bewegung" in zweierlei Bedeutungen, klassisch und relativistisch, gebraucht werden, d.h. es besteht eine Diskrepanz zwischen dem Syntax (Beziehung der Worte zueinander) und der Semiotik (Bedeutung) und Pragmatik der Sprache. Die daraus resultierenden Mißverständnisse in der Interpretation ließen in der Gesellschaft ideologische Vorurteile aufkommen. [1]

Die Chaostheorie verschärfte diese Verständigungsschwierigkeit auf logischer Ebene, indem der Satz vom Grund (ex nihilo nihil fit) stark relativiert bis aufgehoben wurde. Der Satz vom Widerspruch ist dagegen weiterhin gültig. Die Begriffe „Zufall" und „Notwendigkeit" sind die Eckpfeiler alles Geschehens. Die Anwendung der Chaostheorie in der Medizin ist mehr als ein Paradigmawechsel: die Ansätze von Gerok und Ricken werden konstruktiv fortentwickelt. Die Beschreibung Geroks

„Gesundheit = Ordnung und Chaos
Krankheit   = a) 'erstarrte Ordnung'
            = b) 'ungesteuertes' Chaos'" [2] + [3]

erscheint uns erweiterungsbedürftig.

Zur Verdeutlichung unserer Überlegungen ziehen wir den Begriff des „deterministischen Chaos" heran. Hier finden empfindliche Prozesse zwischen Ordnung und Anarchie statt. Das chaotische System hat die Möglichkeit und Freiheit, sich sowohl regulär normal als auch irregulär chaotisch zu verhalten. Prognosen sind nach der Wahrscheinlichkeitsrechnung zu ermitteln. Die Abbildung „Schematische Darstellung der Bewegungsformen im deterministischen Chaos" F8, a (Farb-Abb.:F8) stellt einen Vorgang nach dem Prinzip des deterministischen Chaos dar, wo absolute Unordnung, Turbulenzen und Deversifikationen erkennbar sind. Der Pfeil der Zeit „t" ist einerseits chronologisch, kinetisch und damit symmetrisch zu verstehen, andererseits bedeutet „Zeit" die Kategorie, in der sich nach Aristoteles Entstehen und Vergehen (metabole) vollziehen.[4]

In der Abbildung F8,b werden noch kontrollierbare Variablen beschrieben. Der funktionale Spielraum +/- kann eine größere Schwankungsbreite erreichen. Je größer dieser Spielraum ist, umso mehr ist die physiologische Anpassungsfähigkeit als Kriterium der **Gesundheit** erforderlich.

Die Abb F8, c stellt eine pathologische Verlaufsform mit unkontrollierten autopoietischen Spontanprozessen dar. Hier ist die Zeit nicht mehr linear symmetrisch; vielmehr bestimmt die metabole Form der Zeit über das unvoraussehbare Entstehen und Vergehen von Elementen und Organen. Physikalisch dominiert das Prinzip der Dissipation, der Entropie. Hier ist die Komplexität maximal. Der Wechsel zwischen Destruktion und Neukonstruktion erreicht seinen Höhepunkt.

Die Abb.: F8, d illustriert die absolute Destruktion von Strukturen verbunden mit Aufhebung der Funktion des Systems. Der Energieverlust bewirkt die maximale Entropie und das Eintreten des Kältetodes.

Selbstorganisation bedeutet die Fähigkeit eines vitalen Systems, äußeren Einflüssen entgegenzutreten und setzt klare Grenzen gegenüber experimentellen Manipulationen. Damit wird sichtbar, daß Experimente an lebenden Wesen (Menschen und Tieren) nicht beliebig reproduzierbar sind, wodurch ihre wissenschaftliche und insbesondere ihre statistische Auswertung relativiert wird.

Zur Erläuterung der Beziehung zwischen Struktur, Funktion und Energie haben wir das Schema **Prigogines** [4] abgewandelt und auf pathologische Verhältnisse bezogen (Abb. 1). Der Fluß der **Energie** zur vitalen Aufrechterhaltung eines biologischen Systems entspricht dem ersten Satz der Thermodynamik, wonach konservierende, reversible und zeit-symmetrische Prozesse stattfinden. Die physi-ko-chemischen Diffusionen und Transformatio-nen verlaufen im Sinne des diskontinuierlichen, pulsierenden Nichtgleichgewichts. Der Stoff-wechsel kann im Sinne einer zyklischen Katalyse konstruktiv und produktiv funktionie-ren. Zum Beispiel Nucleotide können Proteine und Proteine können Nukleotide produzieren. [8] Die **Struktur** hat die strategische Aufgabe der Steuerung , der Verhaltensbestimmung, der Informationsverarbeitung und der situativen Anpassung. Die **Funktion** leistet quantitativ meßbare Arbeit. Koordination und Stabilität die-ser Grundregulationen stellen die Voraus-setzung eines vitalen Systems dar.

ZUSAMMENHANG DER GRUNDREGULATIONEN
STRUKTUR - FUNKTION - ENERGIE

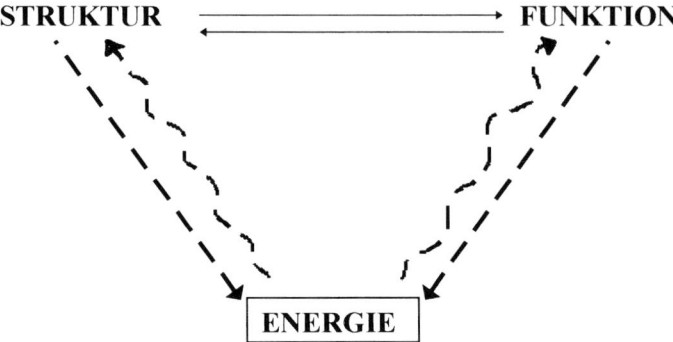

Nach dem ersten Satz der Thermodynamik ist die Energie konservierend und leistet nützliche und stabilisiernede Arbeit (modifiziert nach Prigogine), d.h. es entsteht ein vitales pulsierendes Nicht-Gleichgewicht. Struktur steuert normales Verhalten und Informationsverarbeitung, während unter Funktion die quantitativ meßbare Leistung eines Organs zu verstehen ist.

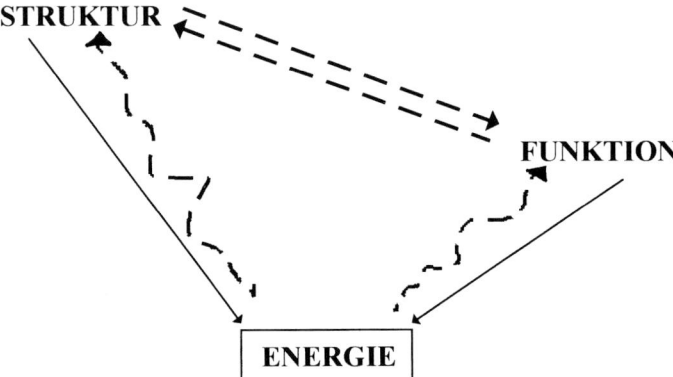

Nach dem zweiten Satz der Thermodynamik (Entropie) wirkt Energie dissipativ und degenerativ. Das Verhältnis zwischen Struktur und Funktion ist gestört, das System ist de facto dekompensiert und additionale Energie leistet keine nützliche Arbeit (z. B. Vasodilatation bei Behandlung der Macula - Degeneration).

Abb. 1

Im Falle einer Dekompensation eines Systems verhält sich die Energie nicht mehr konservierend, stabilisierend, sondern degenerativ und dissipativ. Die Struktur verliert ihre Gestaltungsfähigkeit und Orientierung. Dies ist beispielsweise der Fall bei Cerebralsklerose und Maculadegeneration. [11)] Es entsteht eine Desinformation, die zu unzweckmäßigen Richtungsveränderungen und damit zum Verlust der normalen Funktionen führt. Ein solches chaotisches Geschehen läßt keine Prognose mehr zu. Die Relativierung der Kausalität ist für die ärztliche Argumentation und Entscheidung von konstitutiver Bedeutung. Hier wird die Grenze des Nichtwissens berührt. Nicht alles ist erklärbar bzw. begründbar; es ist jedoch mit der neuen Theorie der nichtlinearen Dynamik nachvollziehbar.

Unter diesen Gesichtspunkten verstehen wir die **akute Krankheit** als Ereignis zwischen Ordnung und deterministischem Chaos, d.h. als eine passagere, quantitative Hypo- oder Hyperfunktion eines Organs oder eines Subsystems bei Strukturstabilität. Demgegenüber ist eine **chronisch-degenerative Erkrankung** ein Prozeß in Richtung Unordnung und Chaos, wobei primär die Struktur betroffen ist.Der betroffene Mensch neigt in solchem Fall zu Fehlverhalten und zur Senkung seines Sprachniveaus vom potentiell Möglichen zum mechanisch Notwendigen. Die Energie ist entropisch und führt zur Musterveränderung von Verlaufskurven wie z.B. beim EEG- Befund eines gesunden Menschen im Wachzustand in der Gegenüberstellung mit der Kurve eines Epileptikers.

Unter dem Aspekt des deterministischen Chaos verliert der Begriff „Spontanheilung" seine Bedeutung insofern als sich im Verlauf degenerativer Prozesse eine Eigendynamik entwickelt, die prinzipiell ohne menschliches Zutun, d.h. ohne effektive ärztliche Intervention nur zur Verschlechterung des Zustandes führen kann, nicht aber zur Heilung.

Die Grundlagenforschung leistet in diesem Zusammenhang einen konstruktiven Beitrag zum interdisziplinären Dialog und liefert damit das Instrumentarium zur pragmatischen Lösung von Problemen. [12)]

Literatur

1) Mittelstaedt, P.: Die Sprache der Physik, Zürich 1972, S.68.

2) Gerok, W. : Ordnung und Chaos als Elemente von Gesundheit und Krankheit,

in: Gerok, W. und Hirzel, S.(Hrsg.): Ordnung und Chaos, Stuttgart 1989.

3) Ricken, K.H.: Ordnung und Chaos in der Medizin, Ein Paradigmawechsel bahnt sich an, in: BM, Heft 6, Baden-Baden, Dez.1990, S.336.

4) Prigogine, I. : Vom Sein zum Werden, Zeit und Komplexität in den Naturwissenschaften, München 1992, S. 216.

5) Prigogine, I. und Stengers, I.: Dialog mit der Natur, Neue Wege naturwissenschaftlichen Denkens, München, Zürich, Neuausgabe 1990.

6) Prigogine, I. und Stengers, I.: Das Paradox der Zeit, Zeit, Chaos und Quanten, München, Zürich 1993.

7) Nicolis, G. und Prigogine, I.: Die Erforschung des Komplexen, Auf dem Weg zu einem neuen Verständnis der Naturwissenschaften, München, Zürich 1987.

8) vgl. Eigen und Winkler, Das Spiel, München 1975, in: Prigogine: Vom Sein zum Werden, Zeit und Komplexität in den Naturwissenschaften, München 1992, S. 122)

9) Haken, H. und Haken-Krell, M.: Entstehung von biologischer Information und Ordnung, in: Dimensionen der modernen Biologie, Bd. 3, Darmstadt 1989, S. 132.

10) Küppers, G.: Chaos und Ordnung, Formen der Selbstorganisation in Natur und Gesellschaft,Stuttgart 1996.

11) Sradj, N.: Entropie als pathophysiologisches Modell der Maculadegeneration, in: BM, 22.Jg. Heft 4, Baden-Baden 1993, S. 219 ff.

12) Sradj, N. und Sradj, M.: Grundlagenforschung zwischen Erkenntnis und Interesse, in: Erfahrungsheilkunde, 12/1998, S. 853 ff.

BIOPHTHALMOLOGIE IN FRANKREICH

Nach der American Academy of Ophthamology ist die französische augenärztliche Gesellschaft, die Société Francaise d'Ophtalmologie (S.F.O.) die zweitgrößte wissenschaftliche Organisation in der Welt. Schon seit Jahrzehnten werden in klinischen und praktischen Untersuchungen die wissenschaftlichen Aspekte der Gewebs-und Biophthamologie erforscht. Dabei bilden die modernsten wissenschaftstheoretischen Erkenntnisse der exakten Naturwissenschaften die Grundlage der „Biophtamologie", die 1992 erstmals in dem gleichnamigen Werk von den bedeutendsten französischen Forschern umfassend dargestellt wurde (Biophtalmologie - Rapport de la Société Francaise d'Ophtal-mologie. Von P. Sole, H. Dalens und C. Gentou. Verlag Masson, Paris, 1992. 785 Seiten).

Für ein Werk wie die „Biophtalmologie" ist es sogar höchste Zeit gewesen. In einem derart technologisch orientierten Fach wie der Ophthalmologie ist der Prozeß des Umdenkens vom Mechanismus zum Vitalismus inzwischen unumgänglich geworden.

Das Buch eröffnet eine Perspektive der neuen funktionellen Anatomie als Kombination der Mikro- und Makroanatomie, der Biochemie, der Physiologie und der Pathologie. Das formal-methodische Gerüst wird von zwei Eckpfeilern getragen: der globalen Makroskopie und der materialen Mikroskopie. Der makroskopische Ansatz ist die Energie, deren Ursprung in dem 2. Satz der Thermodynamik, nämlich der Entropie liegt. Der bezug zur Quantenphysik setzt auf die Einheit von Raum und Zeit. Grundlage der neuen Physiologie ist die Entropie als Kriterium von Reversibilität und Irreversibilität von Prozessen. Sie ist der Maßstab der statistischen Unordnung. Diese kompliziert erscheinenden Gedankengänge werden pädagogisch geschickt erläutert und durch einprägsame und ästhetisch hochwertige Farbabbildungen verdeutlicht. Die Mikroskopie klärt den subatomaren und molekularen Bereich ab. Die Anordnung der jeweiligen Elemente wird von der Temperatur und der elektrischen Leitfähigkeit reguliert. Das Atommodell *Niels Bohrs* wird zur Klärung der feinen zellulären Funktionen herangezogen.

Darüber hinaus wird das Auge als Abbild des unendlichen Universums beschrieben, dessen organische Evolution als Anpassung an die jeweiligen Lebensbedingungen verstanden wird. Diese Art der Betrachtung versetzt die Ophthalmologie von der technisch-artifiziellen Sichtweise wieder in den Naturzusammenahng. In deisen Gedankengängen spürt man die cartesianische Klarheit der Gedankenführung - das Ergebnis der gelungenen Zusammenarbeit von hochkarätigen Wissenschaftlern.

Die Darstellung der Molekularbiologie erfolgt in einer konsequenten und vollständigen Analyse von organischen und anorganischen Bestandteilen der Zellen, wobei die Idee des Gleichgewichts, des aktiven Austausches von Informationen vorherrschend ist. Das Protein hat eine besondere Bedeutung als Ausdruck des Lebens. Die Brechungsorgane: Hornhaut, Linse usw. werden nach funktioneller Architektur, Embryologie und Biomikropsie abgehandelt. Die Schutz- und Abwehrorgane des Bulbus werden als integrale Einheit beschrieben. Das lymphatische System wirkt auf mikroskopischer Ebene im Rahmen von Antigen- und Antikörperreaktionen (Nahwirkungsprinzip) sowie auf makroskopischer Ebene des Knochenmarks, des Thymus und der Milz (Fernwirkungsprinzip).

Großen Raum nimmt das zentrale Nervensystem ein: als Steuerungs- und Kommunikationsapparat, zu deren Verständnis die neueren Ergebisse der Kernspintomografie herangezogen werden. Es wird unterschieden zwischen dem hauptoptischen System (retro-colliculär, retino-pretectal und retino-thalamisch) und dem akzessorischen System (retino-mesencephal und retino-hypothalamisch). Die Frage, wenn komplexe biologische Systeme mit der klassischen Mathematik nicht beschreibbar sind, was tun?, beantworten die Autoren mit dem Heranziehen der Katastrophentheorie. Demnach verlaufen Ereignisse blitzartig und sind grundsätzlich nicht voraussehbar. Die Pathologie wird unter dem Aspekt der Unordnung der atomaren Struktur als eine Art Chaos verstanden.

Die Biophtalmologie ist ein Beitrag zur Grundlagenforschung im Sinne einer Neugestaltung des Verhältnisses von Ophthalmologie zur Logik, Physik und Mathematik.

LOGISCHE STRUKTUR FUNKTIONALER HIRNTHEORIEN

Die logische Analyse ist Inhalt der Grundlagenforschung, deren Ziel u.a. darin besteht, Widersprüche, Unverträglichkeiten und Anomalien der Grundsätze einer Fachdisziplin aufzudecken und Richtungsänderungen (Paradigmawechsel). herbeizuführen Unsere Untersuchung will verdeutlichen, daß innerhalb der gegenwärtigen Neuro-Ophthalmologie vier funktionale Hirntheorien, die teilweise kontradiktorisch (absolut kompromisloser Gegensatz wahr - falsch: Theorien 1 + 4), teilweise konträr (relativer Gegensatz: Theorie 2 + 3) koexisistieren. Um unser Denken auf Richtigkeit und Schlüssigkeit überprüfen zu können, müssen wir die Logik (vgl.Abb.1) auf ihre drei Dimensionen (formale Struktur, Regeln der Anwendung und Gegenstandsbezug) hin überprüfen. Die formale Struktur der Logik beschäftigt sich mit den vier Grundsätzen (Satz der Identität, des Widerspruchs, des ausgeschlossenen Dritten und des hinreichenden Grundes). Die mehrwertige mathematische Logik, die Logistik, ist die Fortentwicklung und Präzision der klassischen aristotelischen Logik. Die Applikation der Logik, d.h. die Darstellung der Wege, Verfahren und Regeln ist Inhalt der Methodenlehre. In den abstrakten hypothetischen Wissenschaften, wie die Mathematik, wird die deduktive Methode bevorzugt (z.B. euklidische Geometrie); in den empirischen Wissenschaften, die induktive Methode -. Wird die Logik auf einen Gegenstand bezogen, so sprechen wir von der Erkenntnistheorie (Epistemologie). Die erkenntnistheoretische Position zeigt das Prinzip, wie die Wirklichkeit formuliert und erfasst werden kann (Empirismus, Idealismus)[1].

Phänomene, Symptome und Fragestellungen werden in der konventionellen Ophthalmologie auf der Grundlage von Messungen (EEG, EVP u.a.) beurteilt. Die Voraussetzung dieser Richtung ist die Definition des Gehirns als neuronale Maschinerie, als Input-output-System (Theorie 1, vgl. Abb.2.). Das Gehirn besteht hypothetisch aus vorderen, motorischen und hinteren, sensiblen Schenkeln als eine Art Verlängerung des Rückenmarks im Sinne der Pawlow'schen Reflexlehre. Hier ist der Bereich der Quantität, der Metrik und Numerik, wo die

Krankheit als ein Mehr oder Weniger an Normen und Standards definiert wird. Die Gegenposition (Theorie 4.) betrachtet das Gehirn unter dem Aspekt der Selbstdetermination und Selbstorganisation biologischer komplexer Systeme. Das Gehirn ist autonom, evolutiv, spontan und arbeitet diametral zwischen Notwendigkeit und Zufall. Die gegenwärtige Neuro-Biologie geht davon aus, daß die Aktivitäten des Gehirns aus vernetzten synaptischen Beziehungen, Informationsaustausch, Dialog der Zellen und Codes entstehen. Die aktuelle Zellbiologie vertritt eine Signaltheorie, die besagt, daß die unzähligen Proteine an den Ort gelangen, wo sie verwendet werden: sie führen auf ihrem Wanderweg jeweils eine Kennung mit sich, eine „Postleitzahl", die ihnen Wege weist und Pforten öffnet. (nach G. Blobel, Nobelpreisträger für Medizin 1999 in FAZ vom 18.12.1999)[2] Dies erklärt den Erfolg unserer Therapie mit hochmolekularen organspezifischen Proteinen aus embryonalem Gewebe insbesondere bei trockener MD. Nach den Erkenntnissen der gegenwärtigen Neuro-Sciences (Autopoeisis-Theorie nach Maturana) arbeitet das Gehirn als eine informationelle

Geschlossenheit vitaler Systeme, deren neuronale Impulse zu einem Subjekt zusammengefasst werden. Die Arbeitsweise des Gehirns wechselt zwischen Linearität und Nichtlinearität bis hin zum deterministischen Chaos. Instabile Systeme wie das Gehirn erfahren strukturbildende Vorgänge. Prigogine spricht von einer spontanen Strukturentstehung durch Energiedissipation. [3]

Der Bereich der reinen Qualität gipfelt in dem aristotelischen Satz: „Das Bewegte bewegt sich nicht zählend." (regelmäßige Bewegung des Uhrzeigers versus unregelmäßige Bewegung der Wolken) In der Anwendung bedeutet dies, daß Beschwerden, wie Kopfschmerzen, Migräne, Krampfanfälle, Ciliarisneuralgie auf der Grundlage des oculo-cervicalen Syndroms u.a., die apparativ nicht nachweisbar, d.h. nicht meßbar sind, jedoch subjektiv und glaubhaft existieren, im Rahmen dieser Theorie nicht erfasst werden können. Unter dem Aspekt der irregulären Innervation wird die Idee der funktionalen Konfiguration bzw. der Struktur relevant. Neuro-ophthalmologische Erkrankungen manifestieren sich durch Veränderungen des Profils oder des Musters einer Funktion (vgl. Abb.3)

Hierbei arbeiten die Neuronen als makroskopisches Ganzes zusammen. Bei dem dargestellten EEG eines epileptischen Anfalls sind die Amplituden wohl stark vergrößert, jedoch die Wellen regelmäßiger als im Normalzustand.[4] Bei Kopfneuralgien, insbesondere bei retro-bulbären Schmerzen können Nervengruppen koagieren und Schmerzattaken hervorrufen. Dies nennen wir „spontane hypersynchrone Feuerungen", wie Hebb, der Neuro-Psychologe formulierte (Nozi-Donatoren versus Nozi-Rezeptoren). Diese Art von Empfindungsstörungen diagnostizieren wir in Stärke und Verlauf durch Percussion und Palpation betroffener Kopfstellen (vgl. Abb.4).[5]

Die Hirntheorie 2, die als monistische Lokalisationstheorie bezeichnet wird, geht davon aus, daß bestimmte anatomische Areale spezielle neuronale Funktionen hierarchisch kontrollieren (z.B. Areal 17 = primäres Sehzentrum). Diese Sichtweise wird auch Herdtheorie genannt. Sie teilt und nummeriert die Gebiete der Hirnrinde nach zyto- und myeloarchitektonischen Gesichtspunkten (nach Brodmann). Pathologische Veränderungen oder traumatische Verletzungen gelten in dieser

Betrachtungsweise als irreversibel. Der Hirntheorie 3 liegt der Leib-Seele-Dualismus zu Grunde. Der Physiologe Eccles und der kritische Rationalist Popper beschreiben das Ich, bzw. den selbstbewußten Geist als permanente Interaktion von Materie-, Energie- und Bewußtseinszuständen. Der Mensch unterliegt einem dauerhaften aktiven Lernprozeß, in dessen Verlauf seine Stellung in den „drei Welten" und dem Universum definiert wird. [6]

Die neuesten Ergebnisse der Neuro-Sciences bestätigen die Regenerationsfähigkeit von Nervenzellen,[7] eine Tatsache, die in die ärztlichen Entscheidungen und Argumentationen (wie z.B. bei der Beratung von MD-Patienten) noch keinen Eingang gefunden hat.

Das Ergebnis der logischen Analyse zeigt deutlich, daß zwischen der ersten und der vierten Theorie unüberbrückbare, d.h. kontradiktorische Gegensätze bestehen. Diese Erkenntnissituation ist durch ein wissenschaftliches „experimentum crucis" oder mit Hilfe von Tierversuchen aus der Sicht der Grundlagenforschung weder formal, noch empirisch entscheidbar.

In Problemfällen scheitert in der Regel die mechanistisch-quantitative Funktionstheorie.

Die Prämisse muß verändert werden und entsprechend den Befunden der jeweiligen Hirntheorie zugeordnet werden und argumentativ vom Arzt begründet werden.

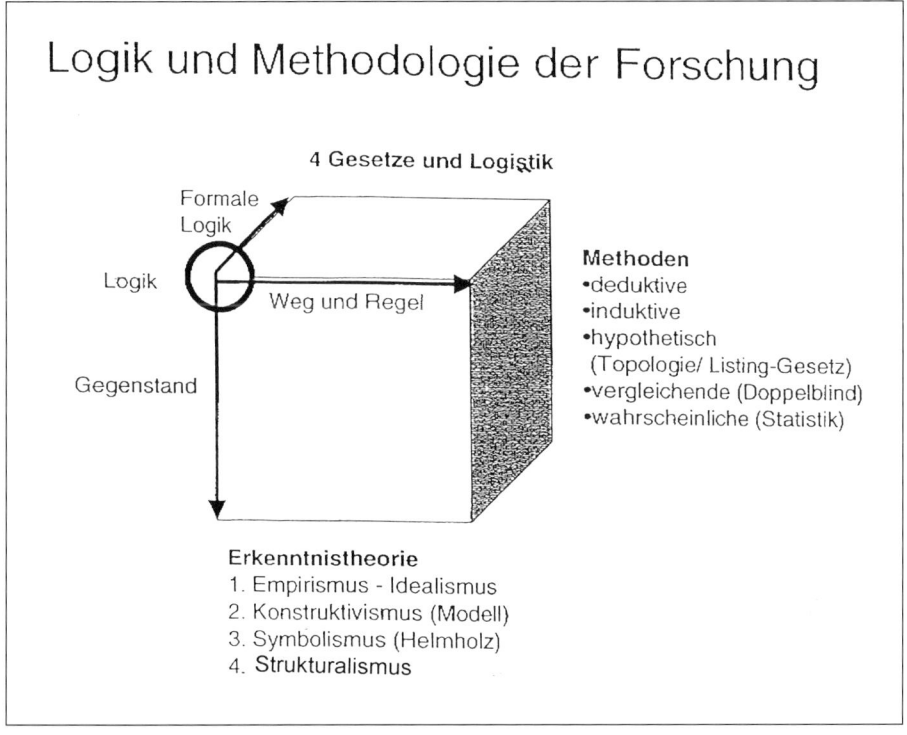

Logik und Methodologie der Forschung

4 Gesetze und Logistik

Formale Logik

Logik

Weg und Regel

Gegenstand

Methoden
•deduktive
•induktive
•hypothetisch
  (Topologie/ Listing-Gesetz)
•vergleichende (Doppelblind)
•wahrscheinliche (Statistik)

Erkenntnistheorie
1. Empirismus - Idealismus
2. Konstruktivismus (Modell)
3. Symbolismus (Helmholz)
4. Strukturalismus

Abb. 1 : Die drei Dimensionen der Logik: die formale Logik erläutert die Elemente der Denkoperationen und ihre mathematische Gestalt (Logistik). Die Art und Weise der Anwendungen bzw. die Spielregeln ihrer Vorgehensweisen werden als Methode (Weg) bezeichnet. Der Bezug der Logik zum Gegenstand stellt das Erkenntnisprinzip zur Beschreibung eines Sachverhaltes dar (Wirklichkeitserfassung als Empirismus oder Idealismus).

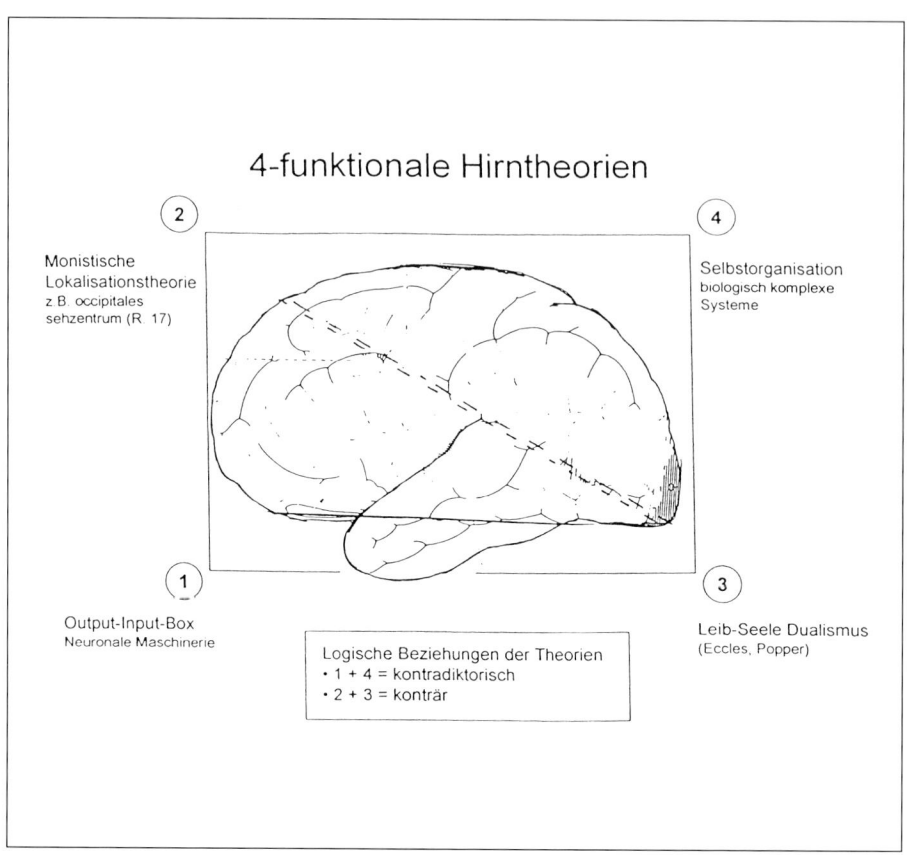

4-funktionale Hirntheorien

②

Monistische
Lokalisationstheorie
z.B. occipitales
sehzentrum (R. 17)

④

Selbstorganisation
biologisch komplexe
Systeme

①

Output-Input-Box
Neuronale Maschinerie

③

Leib-Seele Dualismus
(Eccles, Popper)

Logische Beziehungen der Theorien
• 1 + 4 = kontradiktorisch
• 2 + 3 = konträr

Abb. 2: Schematische Darstellung bestehender Hirntheorien als Voraussetzungen der Entscheidungen in Theorie und Praxis. Welche Konzeption geeignet ist, um ein gestelltes Problem zu lösen, wird situativ und individuell bestimmt.

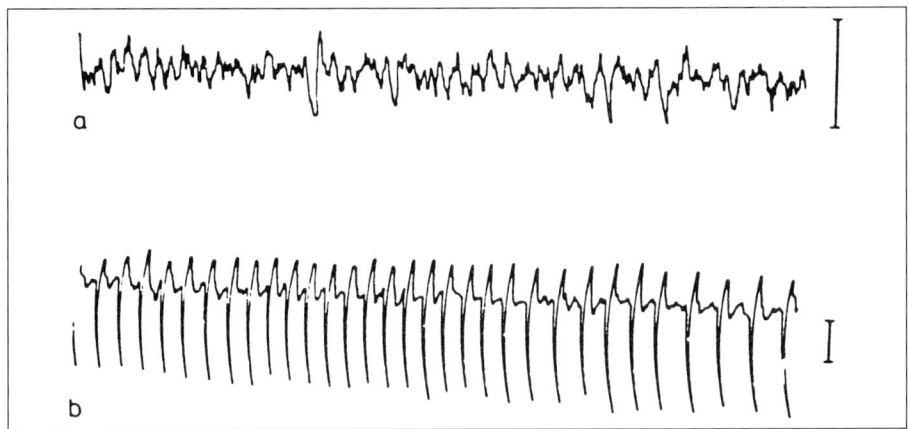

Abb. 3: Das Profil eines Elektro-Encephalogramms: a) EEG bei einem gesunden Menschen, der einer normalen Denktätigkeit nachgeht, b) EEG bei einem epileptischen Anfall (nach Haken). Bei Vorliegen einer MD kann eine Diskrepanz zwischen scheinbar normalen neurologischen Befunden und sensorischen optischen Wahrnehmungsstörungen (vgl. Abb. F15 und F16) auftreten.

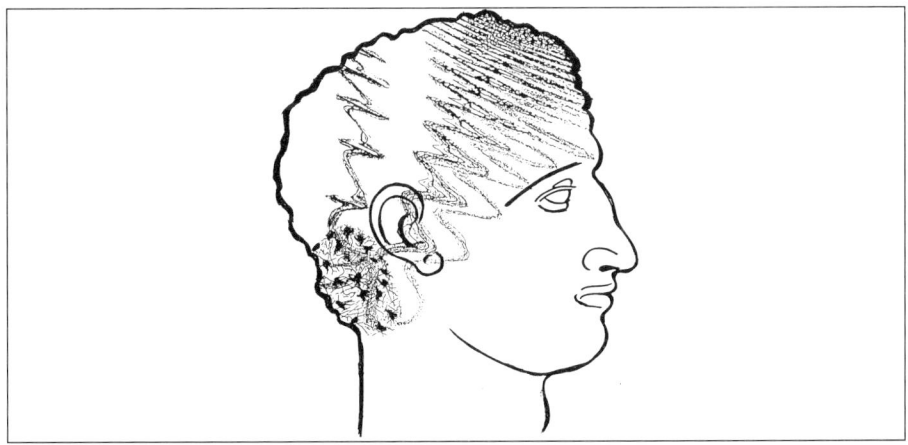

Abb. 4: Nichtlinearer Verlauf der Schmerzen: Die hypersynchrone Feuerung der cell-assemblies (Neuronengruppen) geht vom Atlanto-occipital-Gelenk aus (Noci-Donatoren). Die Strahlung der Schmerzen wird teilweise als chaotisch, teilweise als lokalisierbar empfunden. Dieses Phänomen ist häufig bei MD-Patienten zu beobachten.

251

Literatur

1) Bochenski, I.M.: Die zeitgenössischen Denkmethoden, Tübingen 1954, S. 15ff.

2) vgl. z.B. Blobel, Günter et al: A Novel Nuclear Import Pathway for the Transcription Factor TFIIS in: J-Cell-Biol. 1998 Dec 14; 143 (6): 1447.55.

3) Mosec, R.: Ganzheit und Selbstorganisation: auf den Spuren eines biologischen Grundpro-blems. in: Chaos und Ordnung, Formen der Selbstorganisation in Natur und Gesellschaft. Hrsg. G. Küppers, Stuttgart 1996, S. 61 ff.

4) vgl. Haken, H. / Krell, M.: Entstehung von biologischer Information und Ordnung. in: Dimensionen der modernen Biologie 3, Darmstadt 1989, S. 131 ff.

5) Sradj, N.: Kinetische Morphologie der Kopfschmerzen aus ophthalmologischer Sicht. in: Biologische Medizin Heft1, Baden-Baden Febr. 1996, S. 21 -24.

6) Popper, Karl und Eccles, J.C.: Das Ich und sein Gehrin, Münschen, Zürich 1977.

7) Seil, F.J. (Hrsg.) Neural Regeneration. Amsterdam, Lausanne, New York 1994.

SUBJEKTIVITÄT UND OBJEKTIVITÄT OPTISCHER WAHRNEHMUNGEN

Einleitung

Der Begriff „subjektiv" beinhaltet häufig die Bedeutungen „individuell", „persönlich", Zufällig", „einseitig", „parteiisch", „Geschmackssache" und fällt damit in der ärztlichen Praxis ab ins Zufällige, Einmalige, Unzuverlässige, Gefühlsmäßige und damit Irrationale.
Demgegenüber ist der Begriff „objektiv" insbesondere im Sinne des Positivismus etwas Faktisches, Sachliches, Unabhängiges, Substanzielles und damit erhoben als etwas Gesichertes, Glaubhaftes, Neutrales und wird als Ausgangspunkt für Erkenntnisse, die verallgemeinert werden können, betrachtet.

Ziel unserer Arbeit ist die Darstellung der Beziehung Subjektivität und Objektivität optischer Wahrnehmungen als ein Verhältnis prinzipieller Inkommensurabilität, d.h. die beiden Begriffe lassen sich nicht mit dem gleichen Maß messen.

Die qualitative Differenz zwischen dem Sensoriellen, Psychologischen und dem Physikalischen, Metrischen wird zunächst herausgestellt, um eine begrifflich-funktionale Klärung zu ermöglichen und danach eine transparente Verbindung zwischen den beiden Kategorien aufzuzeigen.

De facto handelt es sich bei der Wahrnehmung um einen dynamischen, irregulär verlaufenden komplexen Prozess, der sich zwischen der Notwendigkeit, kausaler geometrischer Abbildungen und zufällig individueller Symbolik und ihrer Transformation in den Bereich des Phantastischen, des Metaphysischen, Ästhetischen und Transzendenten bewegt. Da die optischen Anomalien in der Ophthalmologie bei normaler Bewußtseinsfunktion erfolgen, stellen sie für den Betroffenen etwas völlig Neues dar. Diese erstmalig empfunden Störungen sind für die persönliche Erfahrung etwas Beunruhigendes, Verwirrendes, zumal in der regel eine sprachliche Unfähigkeit, diese Phänomene zu beschreiben vorliegt und die Umwelt auf solche Darstellungsversuche mit Unverständnis reagiert. Um eine allgemeine Verständigung für Arzt und Patient zu ermöglichen, möchten wir eine Raumsemiotik (Zeichenlehre analog zur Sprachanalyse) entwerfen und vorstellen, um zu einer sachdienlichen Kommunikation zu gelangen. Wir unterscheiden bei der Raumsemiotik (vgl.Abb.1) :

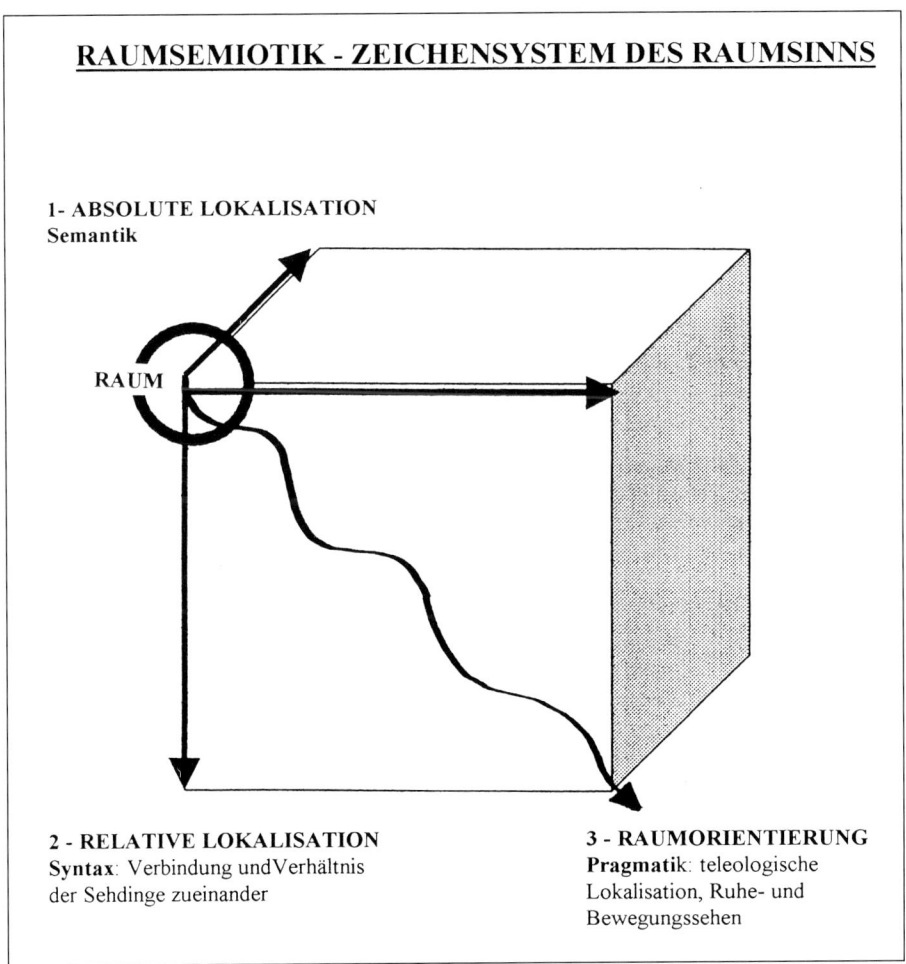

Abb.1

1. die **absolute Lokalisation** (auch egozentrische genannt), die die Beziehung des Sehobjektes zu den Hauptachsen des Körpers beschreibt. Hierbei spielt die Körpermediane eine wichtige Rolle, wobei der subjektive Raum **semantisch** gedeutet und evaluiert wird. [1]

2. die **relative oder reziproke Lokalisation** , die die Beziehung der optischen Eindrücke zueinander, d.h. das Neben-, Hinter- oder Übereinander der Dinge beschreibt. Hier ist der objektive Außenraum als **Raumsyntax** gemeint.

3. die **Raumorientierung als pragmatische Dimension des Raumsinnes.** Hierbei spielt die Bestimmung der Richtung, sowie die Spannung zwischen Ruhe und Bewegung eine Rolle. Das normale Bezugssystem ist kinetisch, gradlinig und gleichförmig.

Bei sensomotorischen Störungen treten Scheinbewegungen auf, die der Betroffene nicht von den tatsächlichen Bewegungen unterscheiden kann und die ein Außenstehender nicht nachvollziehen kann, was logisch unmöglich ist. Zum Beispiel bei Rollungsschielen erscheint eine tatsächlich gerade vertikale Wand schief. Obwohl der Patient weiß, daß die betreffende Wand nicht schief ist, empfindet er sie jedoch schief. Bei Maculadegeneration gibt es Situationen, wo Gegenstände völlig aus dem Gesichtsfeld verschwinden und spontan wieder auftauchen können. Diese räumliche Desorientierung verursacht psychologische und logische Verunsicherung und dadurch auch Fehlhandlungen wie z.B. Danebengießen von Getränken beim Einschenken, die fälschlicherweise von der Umwelt oftmals als psychisch-mentale Defekte interpretiert werden.

Unter diesen Bedingungen ist die Erhebung einer Anamnese stark erschwert. Es bedarf daher einer kommunikativen und entspannten Atmosphäre, wo die Phantasie des Arztes, als der stärkere Partner gefordert ist.

Optische Empfindungen werden oculär aufgenommen, subjektiv cortical verarbeitet, ausgewertet und nach Raumwerten geordnet und in die Außenwelt projiziert.

Die subjektivistische Interpretation der Sinneswahrnehmungen bildeten für Helmholtz die Grundlage seiner Zeichentheorie. Helmholtz betrachtete die ältere Geschichte der Lehre von den Sinneswahrnehmungen als identisch mit der Geschichte der Philosophie. [2]

Methode und Material

Die cartesianische Subjekt-Objekt-Spaltung hat bestimmte Axiome, deren Relevanz und Brisanz eine Revision erfordern. Das Objekt im Experiment oder der Patient am Untersuchunggerät setzt die Passivität und Kontinuität des Untersuchten voraus. Die Reproduzierbarkeit setzt die Zeitsymmetrie voraus, wo Homogenität (Konstanz des Krümmungsmaßes) und Isotropie der Zeitpunkte, d.h. Äquivalenz von Vergangenheit und Zukunft (Uhrzeit) besteht. Untersuchungen müssten demnach zu jeder Zeit und an jedem beliebigen Ort immer wieder zu den gleichen Ergebnissen führen. Dies ist -wie wir alle wissen- nicht der Fall. In diesem Zusammenhang wird der Raumsinn auf das numerisch Metrische reduziert. Dies sind jedoch artifizielle willkürliche Untersuchungsbedingungen und normative Setzungen, die der Realität nur selten entsprechen. Der Satz des Arsitoteles „Das Bewegte bewegt sich nicht zählend" (z.B. die Bewegung der Wolken) beinhaltet die Autonomie der räumlichen Qualität und die Ursprünglichkeit der optischen Wahrnehmung, wie sie in der Gestalttheorie beschrieben ist. Die Quantifizierung optischer Wahrnehmungen ist heuristisch zu verstehen und ist für die ärztliche Entscheidung zeitweise logisch notwendig aber nicht hinreichend. Unsere Erfahrungen mit netzhauterkrankten Patienten (insbesondere mit MD- Patienten), die an Metamorphopsien (Verbogen-,Verzerrt-, Geknickt-, Unterbrochensehen), Dyschromatopsien (qualitative Veränderung des Farbsehens) - auch teilweise als entoptisches Phänomen ausgelöst durch retinale Eigenreizung - leiden, zeigen deutlich die Tatsache der Nicht-Meßbarkeit und der metrischen Nicht-Reduzierbarkeit optischer Wahrnehmungen. Diese Beobachtungen veranlassten uns, die Axiomatik der optischen Empfindungen, d.h. die verschiedenen Formen der Geometrien (Abb.2 / Abb. F13) darzustellen und zu erweitern: [3]

RAUMARTEN

GEORMETRIE	PARALLELEN ANZAHL	WINKEL SUMME	DIMENSION	KRÜMMUNG	MESSBARKT.	WISS. FORM ÄSTHETIK
hyperbolisch Bolyai, Lobas-schewski 1826	$2\text{-}\infty$	$< 180°$	> 3	< 0	möglich erschwert 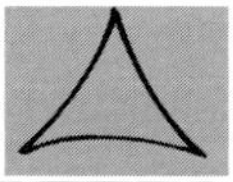 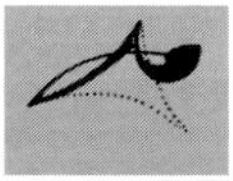	
parabolisch Euklid 300 v. Chr.	1	$180°$	3	0	leicht möglich 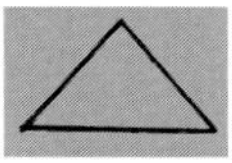 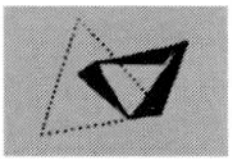	
sphärisch Riemann 1854	0	$> 180°$	> 3	> 0	möglich erschwert 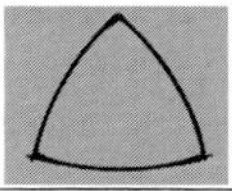 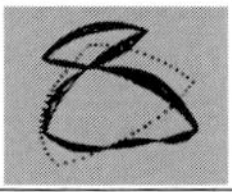	
patholog. fraktal Sradj 1991	$>< 1$	$>< 180°$	$3 \text{-}\infty$	$>< 0$	nicht möglich 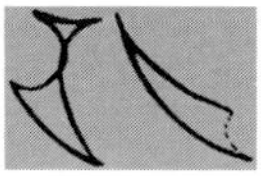 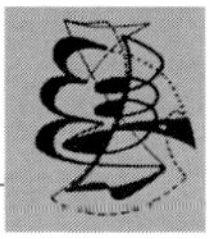	

Abb.2 / F13

1. die **euklidische Geometrie** (Euklid 300 v.Chr.): Alles, was uns umgibt und uns als exakt und präzise erscheint, unterliegt der Dreidimensionalität des Raumes und dem Parallelaxiom.
Diese Voraussetzungen stellen die absolute Kondition sine qua non aller Meßbarkeit dar.
Schwieriger wird es bei den nicht-euklidischen Geometrien, wie z.B. bei der hyperbolischen und sphärischen Variante:

260

2. die **hyperbolische Geometrie** (nach N.I. Lobaschewski 1792-1856, veröffentlicht 1926.und J. Bolyai 1802-1860.) die Anzahl der Parallen beträgt 2 bis unendlich, die Winkelsumme im Dreieck ist weniger als 180°, die Anzahl der Dimensionen ist größer als 3, der Krümmungsgrad ist kleiner als 0, die Meßbarkeit ist möglich, jedoch erschwert.

3. die **sphärische Geometrie** nach Riemann (1826-1866, veröffentlicht 1854) Ihre Eigenschaften und Struktur sind aus der Abb. 2 zu entnehmen.

4. die **pathologische fraktale Geometrie** (Sradj 1991), die wir bei sensomotorischen Störungen und Netzhauterkrankungen bei ungetrübtem Bewußtseinszustand beobachtet haben [4] Die Anzahl der Parallelen ist mehr oder weniger als 1, die Winkelsumme im Dreieck beträgt mehr oder weniger 180°, die Anzahl der Dismensionen ist 3 bis unendlich, der Krümmungsgrad ist mehr oder weniger 0, die Meßbarkeit ist auf Grund der Formdestruktion nicht möglich.

Bei der pathologischen Raumempfindung treten Transformationen und Translationen der Gegenstände auf, die vergleichbar sind mit der Op-art (Vasarely). Zeichnungen von Schizophrenen, die bestimmte Gesichtsteile aussparen, sind in ähnlicher Weise auch bei Patienten mit MD zu beobachten.

Der leere Raum erfährt bei senso-motorischen Störungen eine Struktur-veränderung; es entsteht scheinbar eine Art Folie, die die Gegenstände deformiert und Assymetrien, Dysproportionen, Dyslokationen usw. hervorruft und alle Sehkonventionen in Frage stellt. (Ich sehe was, was Du nicht siehst.)

Somit erhebt sich das Problem der pathologischen Wahrnehmungen von der qualitativen Veränderung zur Transformation und gelangt von der Ebene des Unvorstellbaren in den Bereich der Ästhetik (vgl. Farbabb.: F14, F15 + F16), wo Genie, Phantasie und Wahnsinn schillernd erscheinen (von der Perzeption, Apperzeption, Illusion des Utopischen bis hin zur Haluzination). Wahrheit und Irrtum liegen hier nah beieinander. Das subjektiv Wahrgenommene berührt in der Anomalie das Unsagbare, das Nicht-Formulierbare. Auf der anderen Seite berührt das Objektive den Bereich des Nicht-Meßbaren, numerisch Nicht-Reduzierbaren. Das Postulat Galilei „Man muß alles messen, was meßbar ist und meßbar machen, was nicht meßbar ist", erfährt einen Bruch. Das Überschreiten dieser Kategorien ist das eigentlich Metaphysische (das, was hinter dem Dinglichen steckt). Das Abstrakte bedeutet die Abwesenheit eines Gegenstandes; was übrig bleibt, ist die Idee, die Fläche, die reine Form und die reine Farbe. Hier beginnt der Bereich des Unendlichen, des Grenzenlosen, der Leere und des Nichts.

Die Grundbegriffe Raum, Zeit, Materie und Bewegung werden bei Wahrnehmungsanomalien in Frage gestellt. Unter diesem Aspekt erscheint die Objektivität als eine willkürliche Normierung, die wiederum vom Arzt und seiner persönlichen Subjektivität und seinem Interesse mitgeprägt wird. Die neuen Erkenntnisse der Thermodynamik haben gezeigt, daß die Struktur der zeit irreversibel ist, d.h. Vergangenheit und Zukunft sind asymmetrisch und daher sind Ereignisse und Situationen nicht wiederholbar. Die erkenntnistheoretische Konsequenz: Doppelblindstudien und Laborexperimente widersprechen den Regeln der nichtlinearen Dynamik und dem Satz der Entropie. Pathologische Prozesse sind unter dem Aspekt der Funktion, der Struktur und der Energie zu sehen. Visuelle Störungen z.B. bei MD sind generalisierte strukturelle Störungen, die nicht metrisch erfassbar und damit nicht technisch beherrschbar sind. Sensible und labile Systeme wie das Wahrnehmungssystem sind autonome, hoch differenzierte Selbstorganisationen, die den Regeln der nichtlinearen Dynamik und der Chaostheorie unterliegen.[5)]

Resultat

Der Begriff der funktionalen Lokalisation bzw. der pragmatischen Raumorientierung ist eine individuelle Angelegenheit und hängt von der jeweiligen Persönlichkeit des Patienten ab. Die Reduktion der Sehschärfe auf 50% wird von vielen Menschen nicht als Mangel empfunden, während andere Patienten eine Reduktion auf 75% bereits zum Aufsuchen des Arztes veranlasst. Die allgemeine Alltagsbewältigung und die Orientierung des Menschen in Raum und Zeit ist nicht an numerische Daten gebunden, sondern eine Frage der Subjektivität. Wir sehen in der

Subjektivität eine Kategorie des Veränderlichen, Intentionalen und der Motivation, die mit objektiven Maßstäben nicht hinreichend erfasst werden kann. Eine Koinzidenz von Subjektivität und Objektivität ist möglich aber nicht notwendig.

Konklusion

Die Analyse des dualistischen Verhältnisses Subjekt - Objekt deckt das Verhältnis von Erkenntnis und Interesse auf und mündet in die Kritik der Forschungslogik und der wissenschaftlichen Methoden.

Die Quantentheorie hat uns gelehrt, daß Untersuchungsergebnisse von den jeweiligen Untersuchungsbedingungen abhängen. Die Unschärferelation besagt, daß observable Größen eines Quantenobjekts, wie Ort, Impuls, Energie und Zeit, nicht simultan und exact meßbar sind. Dies untermauert das Prinzip des Indeterminismus in der Natur.

Der Wunsch des Wissenschaftlers über die Herstellung kausaler Beziehungen sichere Voraussagen zu treffen, ist nicht in Erfüllung gegangen. Der exakte Naturwissenschaftler muß sich langsam an den Meteorologen orientieren, wenn Voraussagen zutreffend sein sollten, dann nur kurzfristig. Das Motto „das Leben verstehen wir, die Natur erklären wir" ist bei der Wahrnehmungsanomalie nicht aufrecht zu erhalten. Wahrnehmung und Falschnehmung sind Ereignisse, die dem Bereich des Erlebten angehören, und keine fixierbaren Objektivitäten. Das Verstehen pathologischer Wahrnehmungen heißt Überwindung des wissenschaftlichen Monologes und Eintreten in einen Dialog von Subjekt zu Subjekt.

Literatur

1) vgl. Hoffmann, F.B. Die Lehre vom Raumsinn des Auges (1. Aufl. 1919,1924)S.4ff
(Reprint Berlin, Heidelberg, New York 1970)
2) vgl. Helmholtz, H. Handbuch der physiologischen Optik, 3. Aufl. Hamburg, Leipzig 1910, S. 17 ff
3) Sradj, M + N., Dinnes, M., Bauer, W. Theorie und Praxis der axiomatischen Kunst in: Deutsches Ärzteblatt 88. Jg. H. 46,A S. 40-42 14. Nov. 1991.
4) Sradj, N. Les axiomes géométriques et et la pertubation spatiale, Association francaise de Strabologie, Bull. Soc. Opht. France, 1991, 8-9, XCI
5) vgl.Sradj, N.: Systemtherapie der Maculadegeneration, 2.Aufl. 2000 S. 106 ff.

IV. ANHANG
Kontaktadressen der Selbsthilfegruppe Maculadegeneration

Aktuelle Informationen über die Aktivitäten der Selbsthilfegruppe Maculadegeneration e.V. können Sie über die unten stehenden Adresse erhalten:

Dipl.-Psych. Werner Schönbach
(2. Vorsitzender)
Fischlstr. 7, 93059 Regensburg,
Tel.: 0941 - 560 480, Fax : 0941 - 504 18 74

DIE AKTIVITÄTEN DER SELBSTHILFE-GRUPPE MACULADEGENERATION E.V.

1995: Gründung einer Selbsthilfegruppe Maculadegeneration

Am 14. Januar 1995 wurde in Regensburg eine Selbsthilfegruppe Maculadegeneration gegründet.

Die Maculadegeneration (Durchblutungsstörung der Netzhautmitte) ist eine ernste Erkrankung, die gemeinhin als therapieresistent und schicksalhaft gilt. Für die Betroffenen bedeutet diese Diagnose unter Umständen die mögliche Erblindung, bzw. die Reduktion der Sehkraft auf ein Minimum, so daß eine absolute sozialpsychologische Abhängigkeit von Betreuungspersonen entsteht.

Ziel der Selbsthilfegruppe ist es, Erfahrungen und Informationen über die Möglichkeiten der Früherkennung und der rechtzeitigen Behandlung auszutauschen. Es wird ein Dialog mit den betreffenden Institutionen (Krankenkassen, Kliniken, Verbänden usw.) angestrebt mit der Absicht, klar und offen über sinnvolle und sinnlose Methoden der Therapie zu diskutieren.

Erste Kontakte wurden zu der bereits seit 1978 bestehenden Association for macular diseases, Inc., New York aufgenommen, die unter anderem ein systematisches Verhaltenstraining für die Patienten und ihre Betreuer sowie einen Telefonservice anbietet. Darüberhinaus ist eines der Ziele die Förderung der Forschung auf diesem Gebiet.

(Alois Pischl, Sprecher der Gruppe)

1997:

Die Anwesenheit von 40 Mitgliedern der Selbsthilfegruppe Maculadegeneration (sog. **Durchblutungsstörung der Netzhautmitte**) aus dem gesamten Bundesgebiet zeigte kürzlich das zunehmende Interesse der betroffenen Menschen und ihren Angehörigen an den Entwicklungen in Diagnostik und Therapie.
Im Mittelpunkt dieses Treffens stand der Vortrag des Chefarztes der Strahlenabteilung am Krankenhaus der Barmherzigen Brüder Regensburg, Dr. Allgäuer, zum Thema „Kobaltbestrahlung der senilen und exsudativen

Maculopathie". Er berichtete über seine 9-jährige Erfahrung mit der Bestrahlung von mehr als 250 Patienten aus dem In- und Ausland. Die statistische Auswertung ergab, daß die Heilungserfolge umso besser sind, je jünger der Patient bei Behandlungsbeginn ist. Bei ca. 60-jährigen (ca. 1/3 der Gesamtzahl) konnte ein gutes Ergebnis erzielt werden; bei den ca. 70-jährigen (1/3) wurde die Stabilisierung der Restfunktion erreicht, bei den 80-jährigen Patienten (1/3) bestand keine Beeinflussungsmöglichkeit mehr auf Grund bereits eingetretener irreversibler Schädigungen. Das Ziel der Kobaltbestrahlung ist die Austrocknung der feuchten Maculadegeneration. Im Vergleich zum internationalen Standard ist die Strahlenmenge in Regensburg geringer. Komplikationen und Nebenwirkungen wurden in keinem Fall beobachtet. Durch die seitliche Anwendung der Strahlen ist die Gefahr einer Linsentrübung ausgeschlossen.

Das **Regensburger Modell** der Kombination von parabulbären Injektionen und Kobaltbestrahlungen hat den Vorteil, daß die lokalen Spritzen neben dem Auge eine schnelle Wirkung erbringen, während sich die

Kobaltbestrahlung erst nach ca. 3-4 Wochen bemerkbar macht. Im Vergleich zum internationalen Standard können dank der Kombination der Behandlungsmethoden eindeutig geringere Strahlenmengen gegeben werden

Die gängige Auffassung, die trockene Maculadegeneration sei nicht zu behandeln, kann nicht länger aufrecht erhalten werden. Versuche, mit durchblutungsfördernden Mitteln zu behandeln, sind gescheitert, da in der Regel die ohnehin schon brüchigen Gefäße durch die Erweiterung zusätzlich beansprucht werden und damit die relativ gutartige trockene Maculadegeneration in eine irreversible feuchte MD mit schlechter Prognose überführt wird. Je früher die Stimulation des Stoffwechsels mit biologischen Stoffen, Neuraltherapie, Ohr- und Schädelakupunktur erfolgt, desto besser sind die Erfolgsaussichten. Bei trockener Maculadegeneration ist die Kobaltbestrahlung nicht angezeigt.

Die Selbsthilfegruppe Retinitis pigmentosa (jetzt pro retina) hat Interesse für das Regensburger Modell bekundet. Um den Gedanken- bzw. Erfahrungsaustausch optimal im Sinne der betroffenen Patienten zu gestalten, wurde unsererseits eine Einladung zur Information vor Ort ausgesprochen.

Erörtert wurden u.a. auch die positiven Erfahrungen der Künstlerin Maria Hellwig und des Musikers Paul Kuhn, die in der Schweiz mit den gleichen Methoden wie in Regensburg behandelt wurden.

1998:

Bei vollem Saal fand das diesjährige Bundestreffen der SHG Maculadegeneration unter dem Zeichen intensiver Diskussionen mit dem Ziel, Möglichkeiten und Grenzen der MD in Diagnostik und Therapie zu erkunden, statt. Das Thema der Filmvorführung war „die Behandlung der feuchten Maculadegeneration". Es wurden Injektionstherapie (Spritzen unter die Bindehaut nach vorheriger Betäubung), Neuraltherapie im Kopfbereich, Ohr- und Schädelakupunktur sowie die Kobaltbestrahlung detailliert darge-stellt und erläutert. Referent war Dr.med. Nadim Sradj, M.A. aus Regensburg. Der Begriff der „Degeneration" als Absterben von Zellen muß auf Grund der Forschungsergebnisse der

Neuro-Sciences neu definiert werden. Es gibt - wie man heute weiß - nicht nur irreversible -, sondern auch reversible, d.h. rückgängig zu machende, degenerative Prozesse. In der Neuro-Biologie ist das Dogma der irreversiblen Degeneration von Nervenzellen wissenschaftlich widerlegt worden. Der Versuch einer Behandlung ist demzufolge immer empfehlenswert.

Grundlage des Regensburger Modells (der Kombination von Systemtherapie mit Kobaltbestrahlung bei feuchter MD) ist die naturheilkundlich orientierte Augenheilkunde, die sogenannte Bio-Ophthalmologie. Wie die übrigen Bio-Sciences stützt sie sich auf die Struktur-Theorie (vom Einfachen zum Komplexen, vom Teil zum Ganzen), sowie auf die nachrelativistische Physik und die Quantenmechanik, insbesondere den 2. Satz der Thermodynamik (Entropie), wie er von dem Nobelpreisträger Prigogine formuliert wurde.

Wie auch bei den vorhergegangenen Treffen der SHG nahm der Erfahrungsaustausch der Patienten über die chirurgischen und konservativen Therapien der MD breiten Raum ein. Das Bewußtsein der Betroffenen hat sich in den vergangenen Jahrzehnten dahingehend gewandelt, daß die Behauptung, MD sei eine unbehandelbare Erkrankung, nicht mehr tatenlos hingenommen wird. Inzwischen liegen über 10-jährige Erfahrungen mit der Systemtherapie und beinahe 10-jährige Erfahrungen mit der Kombination von Systemtherapie und Kobaltbestrahlung vor (einige Patienten berichteten darüber in der Sitzung), so daß man davon ausgehen kann, daß die Bewährungsprobe in Theorie und Praxis bestanden ist.

In letzter Zeit mehrfach wahrgenommene negative Äußerungen einer ähnlich gelagerten anderen SHG über die in Regensburg praktizierte Therapieform gaben Anlaß zum Nachdenken über Aufgaben und Ziele von Selbsthilfegruppen im Allgemeinen. Darüberhinaus war man sich einig, daß dem Betroffenen, der praktisch vor der Erblindung steht, nicht mit dem Vertrösten auf die zukünftige Entdeckung von Wundermitteln der Gentechnologie oder auf eventuell einmal möglich werdende Einpflanzung von Mikrochips in die Netzhaut geholfen ist.

1999:
Neben vielfältiger Öffentlichkeitsarbeit, wie beispielsweise Beteiligung am Bürgerfest der Stadt Regensburg, war das wichtigste Ereignis des Jahres 1999 das Erscheinen der 1. Auflage unserer Informationsschrift, „Systemtherapie der Maculadegeneration" von N. Sradj, die im In- und Ausland großen Anklang gefunden hat und seither regelmäßig auf den großen internationalen Buchmessen in Frankfurt/Main und Leipzig ausgestellt wird. Zur offiziellen Vorstellung des Buches im Mai sprach Herr Bürgermeister Weber in Anwesenheit von Presse und Fernsehen.

2000:

Nach fünfjähriger erfolgreicher Tätigkeit der Selbsthilfegruppe erfolgte im Februar 2000 die Registrierung als eingetragener Verein.
Unsere Auslandskontakte fanden ihren Niederschlag in der Fernsehsendung „Future Trend" am 4.4.00 in RTL und in dem Besuch von Dr. Kadyrov aus Ufa /GUS.
Neben den inzwischen regelmäßig stattfindenden Treffen und zahlreichen öffentlichen

Aktivitäten nimmt die persönliche Beratung nach wie vor einen großen Raum ein.

Zur Person der Verfasser

Dr. med. Nadim Sradj, M.A., ist gebürtiger Syrer und lebt seit 1956 in der Bundesrepublik Deutschland. Seine augenärztliche Ausbildung erhielt er an der Augenheilanstalt Wiesbaden, den Universitäts-Augenkliniken Frankfurt/M. und Gießen, wo er von 1969-1979 mit Prof. C. Cüppers auf dem Gebiet der Neuro-Ophthalmologie (Schielheilkunde und Nystagmusbehandlung) eng zusammen arbeitete. Seit dieser Zeit wissenschaftliche Tätigkeit mit Veröffentlichungen und Vorträgen im In- und Ausland hauptsächlich auf dem Gebiet der chirurgischen und konservativen Behandlung des Schielens und Augenzitterns Entwicklung eigener diagnostischer Instrumente (Torticollometer, Glascyclometer u.a.) und einer eigenen operativen Methode. Achtjährige operative Tätigkeit in Luxemburg .
Seit 1987 Erfahrungen mit der Behandlung chronischer Erkrankungen wie z.B. altersbe-

dingter Maculadegeneration, Uveitis und thera-
pieresistenter Formen des trockenen Auges.
Erforschung der Probleme des Nahsehens nach
Reihenuntersuchungen in mehreren Näherei-
betrieben in Bielefeld, Herford und
Enger/Westfalen und Entwicklung spezieller
Behandlungsmethoden bei Kopfschmerz und
Migräne.

Dr. Sradj ist Autor vieler wissenschaftlicher
Publikationen und aktives Mitglied zahlreicher
nationaler und internationaler Fachgesellschaf-
ten, im Research Board of Advisors des
American Biographical Institute und seit mehreren Jahren in „Who is Who in the World", „Who
is Who in Medicine" aufgenommen. Darüberhinaus war er mehrere Jahre im wissenschaftlichen Beirat eines internationalen Herstellers
biologischer Heilmittel.

Mehrere Studienaufenthalte insbesondere
wegen der Behandlung der Maculadegeneration
in Russland, der Schweiz, Frankreich, den USA,
Südamerika und im Nahen Osten.

Abgeschlossenes Philosophiestudium (M.A.). In
diesem Bereich mehrere kritische sozial-philo-
sophische Veröffentlichungen (u.a. Autoritäts-
analyse der deutschen Kliniken, Humor in der

Medizin). Durch das intensive Studium der Logik, Erkenntnistheorie, Philosophie der exakten Naturwissenschaften und der Grundlagenforschung hat er das wissenschaftliche Fundament für die Entwicklung der Systemtherapie geschaffen. Zur Zeit ist er als niedergelassener Augenarzt in Regensburg tätig.

Dr. phil. **Marion Sradj** ist im ersten Beruf Innenarchitektin, Zweitstudium der Politikwissenschaft, Soziologie; Philosophie und öffentliches Recht an der Johannes Gutenberg Universität Mainz. Abschluß mit Magisterprüfung und Promotion. Danach wissenschaftliche und praktische Zusammenarbeit mit Dr.Nadim Sradj.

V. ENGLISH SUMMARY:
Systemtherapy of MD - A Summary
Radio- and Bio-Therapy in Ophthalmology

Physical bases
Classical physics (Galilei and Newton) describe the world mathematically strictly following the laws of mechanics. Consequently, science is able to explain what happens in nature. Chances are to be neglected. Human knowledge formulates relations between cause and effect of processes, i.e. causality means de facto predictablility.

Modern Physics (Planck's quanta theory, 2nd principle of thermodynamics, i.e. entropy according to Boltzmann and Prigogine, Chaos theory) stresses the non-linear dynamics, complexity, ans self-organization of matter. If prognoses are in principle possible, then only for short term forecasts comparable with the wheather fore cast. Movements in nature do not always follow regularities in the way of a clock mechanism in which past and future are symmetric. About 60% of the natural processes are irregular. The non-linear dynamics are comparable with the motion of cloudes which are characterized by bifurcation, fluctuation, and turbulences. The basis of calculations is founded on the theory of probability. Indeterminism means that events happen between the bipolarity of neccesstity and accident. Consequently, this philosophy of science does not claim to dominate nature but reconciliation and harmony with it.

Entropy is the basis of our scientifical approach which we use as principle for the pathophysiological explanation and therapeutical decision. Entropy describes behavior, evaluation and direction of energy; changes are in general caused less by separate elements but more by activities of entities, structures, and complexe systems. New relations between elements and interactions arise by entropy. The direction of these motions are non-linear, irregular, and consequently not predictable with certainty.

Radio-Biology

examines the efficacy of irradiation on living matter. It aims at a differenciated influence upon the ions from necrosis, over suppression of proliferation to mitigation of inflammations and palliative pains. The analysis of radio-sensitivity of tissues results in the following classification:

1) mature lymphocytes, erythroblats, and spermatogonia are most sensitive, while 2) nerve-cells and fibrocytes are highly resistent. The differenciation of several kinds of mortality and death requires a profound knowledge of the effect of ions: the **physical** aspect is the length of waves or negativ or positiv photons; the **chemical** reaction (free radicals), the **biological** influence of irradiation upon metabolism (enzymes), and the **clinical** phenomenology like gene-effects and DNS. The „relative biological effectiveness" is a term describing the dose which is neccessary to provoque a particular biological response.

For our clinical treatment, we have to distinguish the following kinds of death:

1 - **death of cells by hyperthermia (Laser-coagulation - irreversible damages)**,

2 - **death of cells by coldness** (in the sense of entropy as a general principle of nature) (Cryotherapy)

3 - **nekrosis** caused by toxines (metabolic diseases),

4 - **apoptosis** i.e. a programmed cell-death in the sens of cell-suicide (see Kerr 1972) (psycho-somatic problems, depressions).

Cobalt therapy influences larger areas of the posterior pole or of the vitreous body. The standard dosage is 10 - 15 Gray. Side effects are not observed. **Laser** coagulation works punctually and deaply. It is only neccessary in cases of leackage of the vessels. Side effects are irreversible neuronal damages. Studies of **Proton** radiation in case of AMD are still going on.

DIFFERENCE BETWEEN NECROSIS AND APOPTOSIS		
	NECROSIS	**APOPTOSIS**
STIMULI	pathological (noxe)	physiological
INFLAMMATION	yes	no
REVERSIBLE	no	partially yes
CELL-MEMBRANE	destructed	intact
THERAPY	not possible	possible

After 14 years of experience with the combined treatment with chemico-biological injections and cobalt irradiation it has come out that these small doses of cobalt-rays don't cause side-effects. Any kind of **mono-therapy** (tablets, acupuncture, anti-oxidants, oxygene therapy, bio-resonance, laser-therapy, cobalt- or proton-radiation alone) is not enough as treatment of such a complex, dynamic and irregular disease.

Bio-Ophthalmology

Bio-ophthalmology tries to link up modern bio-sciences. "The whole is more than the summ of its parts" is the motto and scientific principle of this way of thinking. The separated parts or the rigid system are less important than the interaction of elements and the alteration of their relations towards each other. The aim of scientific knowledge is to build up a structure showing the functional context, the goal (teleology), and the direction of evolution. The visual system is regarded as an entity of all ocular and neuro-cortical elements which associates the whole central nervous system as well as the con-sciousness of perception. Vision is not only a picture of the external world , a copy of the per-cieved objects , but it is also cognition and a creative act. We define functional disturbences as circumscribed, reversible change of an organ (like an inflammation or a trauma). On the other hand, a structural disturbence is a permeable, transmittent, variable and dynamical change of many elements. These changes cause tectonic shifts of anatomical and physiological arrangements in both - vertical and horizontal - directions.

Bio-ophthalmology considers chronic diseases as most independent perturbations with auto-dynamic, self-regulation, irregularity, and functional adaptation. The best example for is is the age related macular degeneration. We see this disease not only as a vasculopathy but as a neuro- degeneration of the whole perception system (cephalgia, vertigo, tinnitus, memory feeble). Beside the loss of vision, a change of behavior and of personality can be observed. This is the reason why we use to treat not only the eyes but the whole head (system therapy).

Due to the increasing bio-pharmacology, we expect in future a divergent developement of conservative-medical and surgical-clinical ophthalmology.

SUMMARIES OF SCIENTIFIC ARTICLES

Selected scientific articles written by Nadim Sradj, which are presented in Chapter 3 of this book in German, are summarized in English in the following:

FROM PART TO THE WHOLE, FROM SIMPLE TO COMPLEX
Physiopatholgy of Nonequilibrium and Bifurcation
(German text, see p. 136)

Key words
Holism, complexity, non-linearity, bifurcation, predictability, chaos theory, apoptosis

Summary

Reducing phenomena to simple elements, is heuristically important but not a sufficient scientific method. Thinking in complexity is a more adequate approach to actual natural processes. The general coexistence of linearity and non-linearity can be also observed in physiopathology where we find an interaction of chance and necessity. Biological systems follow the regularities of nonequilibrium and bifurcation changing the course of direction. Asymmetry of time as weil as irreversibility allow only a short-time predictability. Pathology can be regarded as transformation of energy from conservative to dissipative form.

POSSIBILITIES OF NATURAL MEDICINE IN MACULAR-DEGENERATION
(German text, see p. 158)

Key words
blood circulation disorders, macular degeneration (dry and wet), lymphatic system, conservative therapy, retrobulbar injections, neural therapy, limitations of laser therapy

Summary

New ways of treatment of macular degeneration by retrobulbar injections are presented. To the wellknown and proofed remedies like cortison biological substances are added. These are high molecular proteines which are working as catalysators for simulation of metabolism.

Phytotherapy and lymphatic materials are also used. In cases of humid macular degenerations cobalt radiation is helpful. Vasodilatation is attained by Novocain injections into the ganglion ciliaris. Beside that, color training is stimulating the retinal cones. Our aim is to stop deterioration of the disease. The rate of success is about 50 %.

ENTROPY AS A PATHOPHYSIOLOGICAL MODEL OF MACULAR-DEGENERATION

(German text, see p. 169)

Key words

Entropy, Pathophysiology, Maculadegeneration

Summary

Entropy is a principle of nature by which energy destabilizes functional System. It is the measure of desorganization. Transformation from health to disease is a non-linear process from order to disorder. Entropy describes structures and circumstances which cause alterations. It helps to explain pathophysiological interactions. Dry age related MD still maintains vertical stratification of the neuro-vascular elements. Energetic stimulation can be successful. In contrary to this, the humid ARMD shows an irreversible desorganization of the chorioretinal layers. In this case, vasodilatation is in vain. The chaotic metabolism of a humid age related MD should be calmed down. Oedema and haemorrhages can be dried by cobalt irradiation. Laser-therapy can be applied additionally as usual. In the light of thermodynamics, health is regarded as a minimum, while degenerative diseases as a maximum of entropy.

PRINCIPLES OF CONSERVATIVE TREATMENT OF MACULAR-DEGENERATIONEN
(German text, see p. 185)

Key words

Age related Macular degeneration, retinopathia diabetica, disorders in blood circulation, retrobulbar injection, lymphatic systern, phyto- and biotherapy, neuraltherapy

Summary

The conservative treatment of age related macular degenerations by para- or retrobulbar injections is originated in widening the pathophysiological bases from vasculopathia over immune deficiancy to neural dysregulations. The aim is to change the humid MD into dry MD. Cobalt radiation is used additionally. The stimulation of metabolism is done by using synthetical vasoactiva combined with lymphatic and biological substances working as catalysators. Laser therapy should be applied prudently. Encouraging results of 107 cases are presented.

TREATMENT OF HUMID MACULOPATHY WITH COBALT- RADIATION - AN EXPERIENCE REPORT
(German text, see p. 203)

Key words

Radiotherapy of AMD, Retinopathia diabetica, venous thrombosis, vitreous hemorrhage
Summary

We report about 44 patients with humid macular degeneration and diabetc retinopathy. We applied 10, 5 Gy in 7 sessions. Paralelly retrobulbar Injections, neurotherapy as well als ear- and head-acupunture were applied. The good results of this conservative treatment are encouraging. Laser coagulation can be used as usual when it is necessary.

A PHYSICAL MODEL OF THE VISUAL SYSTEM UNDER THE ASPECT OF NON-LINEARITY
(German text, see p. 213)

(German text, see p. 213)

Key words

visual system, chaos theory, non-linear dynamics, bio-ophthalmology, neuro-ophtalmology

Summary

The current opinion of perception is oriented to linear sensorial activities of the brain in the sense of a camera. This approach supposes simplicity and causality according to classical physics. Opposite to this, non-linaer dynamics describe the visual system as an unstable balance between the anterior kinetic parts (oculo-facial muscles and optic nerve) and the posterior cortical elements. The geniculate body represents the pivot. The transformation from kinetic to potential energy follows entropy principle which means: complexity, irreversibility and unpredictability of perception. This culminates in the chaos theory - one of the fundaments of nature.

SELF-ORGANIZATION OF BIOLOGICAL SYSTEMS

(German Text see p. 229)

Vital systems like the perception system are due to the dynaxity (dynamics and complexity) part of the nature and follow consequently ist regularities. Some features of these vital systems are : creativity, evolution, flexibility,and spontanity.

The highest degree of auto-determination is the apoptosis, i.e. it culminates into a death-program of the cells. Paradigms of classic sciences looked always for simple models to explain phenomena and symptoms. But it is well-known that nothing in nature is simple and one-dimensional. Scientific revolutions arise a lot of linguistic and logical problems which make communication more difficult. Till now, main terms of the exact sciences, like space, time, matter, and movement are differently explained by classic and new physics. The analysis of language in syntax, semantics, and pragmatics becomes more important for epistemology and basic research. The introduction of the chaos theory into science made the understanding among scientists even more difficult. The laws of logic have been put into question. For example: the principle of causality has lost ist validity. The term " chance " has got more significance. Under the assumptions mentioned above, our perspective has been changed. If we define health as a mixture order or chaos, we must define disease either as a rigid order or an uncontrolled chaos. According to the 2nd principle of thermodynamics, we have 2 types of time: chronological order (measurable time, time of a watch or clock) and time sense (metabole) as a category of genesis and vanishing. Time is considered as a ferment within the events of nature.

In order to understand the principles of regulation in biology, we should consider the interaction between structure, function, and energy. Structure means the teleology of an organism, the context of elements, the sense of organization involving the topography and architecture of the micro and macro elements like the vertical and horizontal arrangement of the neuronal cells of the retina. Function is the quantitative work to do, the amount and result of an activity or production. Energy is the property of a system to carry out the capacity, the ability for doing. There is conservative or dissipative (degenerative) energy discribed in the 1st and the 2nd principle of thermodynamics. The question is: wether energy of a system is available, or useful or not.

These are the presuppositions to understand, to explain and to treat complex and dynamic diseases like macular degeneration.

„BIOPHTALMOLOGIE" IN FRANCE
(see German text p. 239)

Summary

After the American Academy of Ohthalmology (AAO), the French ophthalmological Society is the second society of the world. 1992 , the French society published a comprehensive report about bio-ophthalmology which contains a new scientific approach. The book points at a methodological turn changing the view from pure mechanics to a vital evolutive aspect of the visual activity. The new perpective involves the micro- and makro-anatomy, bio-chemistry, as well as the general physiology and pathology.

Bio-ophtalmology is based upon the second principle of thermodynamics (Entropy), quantum physics, and the unity of space and time. Entropy explains the mechanism of vital processes as a course going from reversibility (following the first principle of thermodynamics by conserving energy) to irreversibility (dissipating and degenerating of engergy). Entropy model discribes the quantitative unit of disorder which can be formulated mathematically as a calculation of statistical probability. The atomic model of Niels Bohr serves to clarify the histo-cellular function of the visual system. The really high level analysis of the periferal and neuro-cortical elements, the immune system and the protein metabolism permits a holistic appraoch to ophthalmology. Additional methods like theory of chaos and of catastrophy are clearly explained. This helps to understand complex and dynamical diseases.

But since the French medicine is still clinging to the cartesian tradition, the application of these new findings could not be realized till now neglegting the public opinion and the concerned patients.

LOGICAL STRUCTURE OF BRAIN THEO-RIES
(German text see p. 243)

Logical analysis is the main task of basic research and methodology showing the paradoxies, incompatibilities, and anomalies of scientific principles. Further basic research intends to clarify methods, procedures, and evaluation of experiments describing the possibilities and limits of their results. It aims at giving rise to a change of paradigms.

The following logical analysis shows clearly that there are 4 brain theories to explain the neuronal functions in absolute divergent ways. We differenciate 4 types of brain theories:

1 - Reflex theory
2 - Arial-localization theory (vision command center is in the occipital region 17),
3 - Dualism of body and soul
4 - self-organization theory.

On one side, we have 2 physiological principles that are logically seen in contradiction to each other (theory 1 and 4), i.e. the absense of possible agreement. In terms of formal logic, a statement can be either false or true; there can be no compromise. On the other side, we have 2 theories which a contrary to each other (theory 2 and 3), i.e. relative opposite opinions where a fluent transition among them is possible. To a certain extent, there is a compatibility and points of contact between them.

In methodology and logic of scientific discovery, we differenciate three categories:

1 - formal logic (4 laws of classical logic) and mathematical logic (logistic),

2 - ways and procedures of investigation which allow to comprehend a question or problem (deductive, inductive, comparative, and statistical methods)

3 - epistemology is the reference to intended scientific objects. (empirism, idealism, symbolism (Helmholtz), structuralism).

In contrary to this wide-spread field of possibilities, ophthalmology confines itself only to the inductive mechanical perspective, neglecting all the other ways of scientific discovery. Vision means quantitative data of perception, visual acuity is reduced to measurement of angles. in other words: the quality of space orientation is reduced to numeric findings. The eye is regarded to be like a camera.

Under this hypothesis the brain is defined as a neuronal machine in the sense of an input-output-box. (theory 1) The cerebrum is considered as a prolongated spinal cord with anterior motory and posterior sensory parts (reflexe arch). The cerebrum is working in the sense of a stimulus-response-scheme culminating in a reflexology as the Russian neurologist Pavlov formulated. Within this model, a disease can be reduced to quantitative change and numerical data. Pathological functions are determined by standards, norms, or gradual differences (for example: measurement of EEG or EVP).

The contradiction to this theory 1 is the theory 4 which understands the brain as an autodetermined, selforganized, complex dynamic biological structure. In this sense, the visual system with ist perpherical and central parts works autonomously, spontaneuosly, and creatively following the regularities of neccessity and chance. Current neuro-biology proceeds on the assumption that the neural acitivities are well integrated into an network associated with multilateral synapses. These interactive relations permit an intensive influx of information. This is also called „dialog of cells". Within this context, we use to apply successfully high molecular protein of embryonal eye tissue in order to regenerate the metabolism of dry MD. Current neuro sciences, for example the autopoeisis theory of Maturana revealed that the brain is an informational compactness which unifies the neuronal activities to a subject, to an indipendent person. The functional spectrum of the cerebrum takes place between linearity and non-linearity until deterministic chaos. Instable sensitive systems, like the cerebrum, develop due to auto-dynamics new patterns of behavior. Other features like plasticity of the nerve system improve the adaptation to the changed physiological and pathological conditions. The application of the theory of self-organization means to define a disease as a pure quality and not to reduce it to quantitative data. For example: cephalgia, migraine, neuralgia of the nervus ciliaris (retro-bulbar pains) etc. exist although they are not measurable.

The brain theory 2 is called the monistic localization theory. Under this assumption, the neuronal activities are hierarchically organized. The primary visual command center is located in the occipital zone (area 17). Therefore this theory is also called the area theory of the brain. This approach has been developed after having observed several kinds of war-injuries and trauma of the head.

The brain theory 3 expresses the body-soul-dualism which has been formulated by the physiologist Eccles and the philosopher Karl Popper. Mind and self are constructed by permanent interaction of matter, energy and conciousness.

The logical analysis of the neuronal theories mentioned before, reveals the follwing relations:
Theory 1 and theory 4 = contradictionary,
theory 2 and theory 3 = contrary.

As long as these four divergent theories coexist without being proofed for their validity, decision making in the field of neuro-ophthalmology and macular degeneration is made more difficult. Cases of chronic diseases by which function, structure, and energy are disturbed can only be explained by the theory 4, i.e. the theory of self-organization and self-determination upon the

basis of the 2nd principle of thermodynamics (entropy).

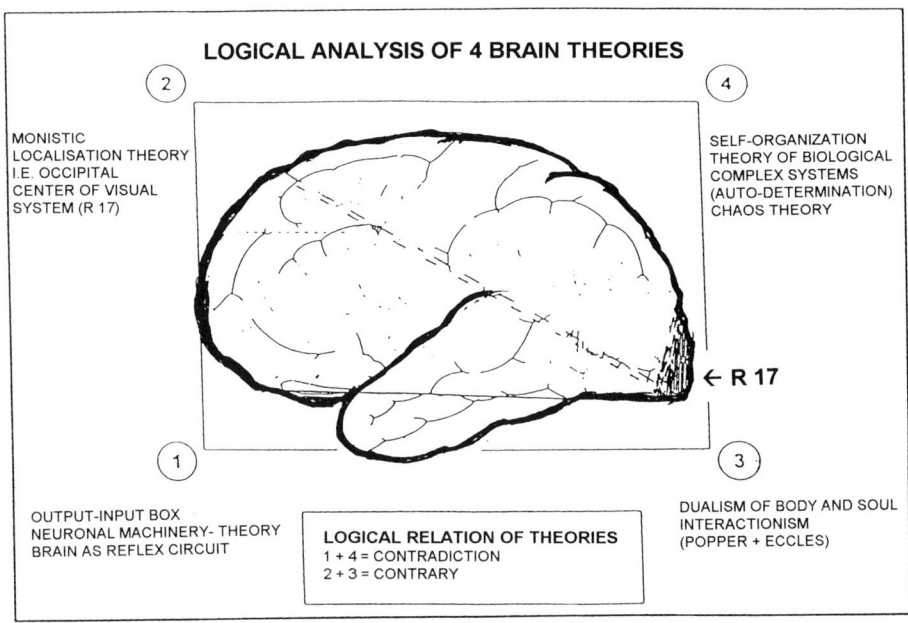

LOGICAL ANALYSIS OF 4 BRAIN THEORIES

② MONISTIC LOCALISATION THEORY I.E. OCCIPITAL CENTER OF VISUAL SYSTEM (R 17)

④ SELF-ORGANIZATION THEORY OF BIOLOGICAL COMPLEX SYSTEMS (AUTO-DETERMINATION) CHAOS THEORY

← R 17

① OUTPUT-INPUT BOX NEURONAL MACHINERY- THEORY BRAIN AS REFLEX CIRCUIT

LOGICAL RELATION OF THEORIES
1 + 4 = CONTRADICTION
2 + 3 = CONTRARY

③ DUALISM OF BODY AND SOUL INTERACTIONISM (POPPER + ECCLES)

Decision-making in theory and pratice depends upon the hypothesis we select. The problem itself (in this case: neuropathy) determines which theory and method should be applied.

SUBJECTIVITY AND OBJECTIVITY OF VISUAL PERCEPTION

(German text, see p. 253)

(German text, see p. 253)

Key words

Subjectivity and objectivity in diagnostik and therapy, non-measurability in eye diseases, optic anomalies in macular degeneration, non-euclidean (fractal) geometries,

Summary

The relationship between subjectivity and objectivity in ophthalmology is characterized by the fact of incommensurability, i.e.: the principle discrepancy between the objective physical external world and the subjective psycho-physiological space-sense. Three kinds of localization are discussed (absolute, relative, and pragmatic space semiotics). Our methodological approach is the criticism of the cartesian separation between subject (the physician) and object (the patient), which presupposes that the ovserved patient is absolutely passive and that everything can be measured and always be reproduced. We have shown that disturbences of perception in AMD combined with metamorphopsia are in principle **not** measurable. Therefore, ophthalmologists have difficulties to imagine unusual pathological sensations of their patients. Asymmetry, deformation of the environment, and pseudo-movements of objects cause the desorientation in space. Only in euclidean geometry, measurements are easy to perform. More difficult are measurements in hyperbolic and spheric geometry. Metamorphopsies are because of their meta-euclidean structure often even too irregular to be measured. Under these conditions mentioned above, sucjectivity claims priority in diagnostic and treatment referring to objectivity. We consider quantitative findings in retinal diseases more as estimations than as real and reliable measurements. Quality cannot always be reduced to quantity, since space sense is a complex, irregular, and dynamic process which follows the laws of quantum physics and probability.

VERZEICHNIS DER FACHAUSDRÜCKE

A

Anamnese - Vorgeschichte der Krankheit
Anthropologie - Lehre vom Menschen
Apoptose - programmierter Zelltod, Selbstmordprogramm der Zellen
artifiziell - künstlich
Atrophie - Gewebsschwund, s. Opticusatrophie

B

Biologie - Lehre vom Lebendigen
Bio-Ophthalmologie - biologische Augenheilkunde auf der Grundlage der nach-relativistischen Physik und der nicht-linearen Dynamik.

C

Cerebralsklerose - Verkalkung des Gehirns
Chaostheorie - Erklärungsprinzip, wonach alle Vorgänge in der Natur nicht-linear, irregulär und spontan ablaufen. Daher sind Voraussagen - wenn überhaupt - nur kurzfristig möglich (z.B. Wetterprognosen).
Chorioretinitis centralis serosa - Entzündung der Netzhautmitte einschließlich der Aderhaut.
cortical - von der Hirnrinde gesteuert.
Cortex - Hirnrinde

D

Degeneration - Entartung i.S. einer Fehlfunktion nicht zwangsläufig gleichzusetzen mit Absterben. Unterscheidung zwischen reversiblen und irreversiblen Formen der D.

Dyschromatopsie - gestörte Farbwahrnehmung

dysfunktional - fehlverlaufende Funktion

E

Entropie - von entrepein = umkehren
2. Satz der Thermodynamik, wonach Energie nicht voll in Arbeit umgesetzt wird, sondern degenerativ und verschwenderisch wirkt. E. ist das Maß der Unumkehrbarkeit von Prozessen, die von geordnete in ungeordnete Strukturen führen.

F

Foramen - s. Netzhautforamen
Fovea - Grube, absolutes visuelles Zentrum der Netzhaut
fraktioniert - aufgeteilt in mehrere Einheiten

G

Ganglion - Ansammlung von Nervenzellen, die eine Steuerungsfunktion ausüben, Nervenknoten.

Genese - Entstehung

I

iatrogen - ärztlich bedingt, durch den Arzt hervorgerufen

Implantat - eingepflanztes Objekt (Gewebe)

Implantation - Einpflanzung

intra-oculär - im Inneren des Augapfels

irreversibel - nicht rückgängig zu machen

K

Kobalttherapie - Tiefenbestrahlung zur Behandlung von Gewebsveränderungen (auch zur Austrocknung bei feuchter MD).

komplementär - ergänzend

Komplementärmedizin - Ergänzung der gängigen Schulmedizin durch biologische Verfahren. Nicht zu verwechseln mit der sogenannten Alternativmedizin.

Komplementaritätstheorie - Beschreibung von physikalischen Größen (Elektron) z.B. des Lichtes sowohl als Teilchen, als auch als Welle.

L

Laserkoagulation - Verschweißen von Gefäßen und/ oder Nervenzellen

Leakage - Durchsickern von Ödemen Blutungen aus dem Gefäß.

linear - regulärer und gesetzmäßiger Verlauf

Linguistik - Sprachwissenschaft

Listing-Gesetz - Topologisch-mathematische Beschreibung der Augenbewegungen, wonach die Bewegungsachsen durch das Augenzentrum verlaufen. (1845)

Listing, J. B. - Mathematiker in Göttingen

M

Macula - gelber Fleck, Stelle des Sehens, der Farbenwahrnehmung, im Raum verantwortlich fürdie Orientierung geradeaus.

Maculadegeneration (MD) - Erkrankung der Netzhautmitte hervorgerufen durch Störungen im Zentralnervensystem verbunden mit Gefäßschädigungen.

Maculopathie - allgemein: Erkrankungen der Netzhautmitte unabhängig von den Ursachen.

Metamorphopsie - Verzerrtsehen

Methodenmonismus - Geltenlassen einer einzigen Methode einseitiges Vorschreiben des wissenschaftlichen Verfahrens. Gegensatz: Methodenpluralismus.

monokausal - auf eine einzige Ursache zurückzuführen.

Morbus- Junius- Kuhnt - Endstadium der feuchten MD, Pseudotumor der Netzhautmitte.

multicortical - aus mehreren Stellen der Hirnrinde gesteuert.

Myopie - Kurzsichtigkeit

N

Nervus opticus - Sehnerv

Netzhautforamen - Netzhautloch, degenerativer Prozess des Zentrums der NH

Neuraltherapie - subcutane Verabreichung von Cocainstoffen, um Entzündungen und Fehlregulationen der Nervenfunktionen zu behandeln.

Neuralprothese - Einpflanzung von Mikrochips in die Netzhaut, um optische Informationen an das Sehzentrum zu leiten.

Neuritis - Nervenentzündung

neuronal - nervlich bedingt

Neuro-Ophthalmologie - Grenzgebiet zwischen Augenheilkunde und Nervenheilkunde (z.B. Schielen, Augenzittern, Migräne und Kopfschmerzen)

Nichtlinearität - Form der Bewegung, die irregulär verläuft mit den Eigenschaften der Spontaneität und der Selbstorganisation (z.B. Wolkenbewegungen. Prognosen über den Verlauf sind unsicher und allenfalls kurzfristig möglich.

O

ocular - zum Augapfel gehörig
Ödem - Flüssigkeit im Gewebe
Opticusatrophie - Sehnervschwund, degenerativer Prozess der Nervenbündel
Orbita - Augenhöhle

P

parabulbär - neben dem Augapfel
Pathophysiologie - Beschreibung von Fehlfunktionen
peripher- am Rande (äußerlich)
Pharmakologie - Lehre von den Medikamenten
progressiv - fortschreitend
Proton - Elementarbaustein der Atomkerne, starke thermonucleare Strahlen zur Behandlung von Tumoren - neuerdings auch von feuchter MD.

Pseudotumor - scheinbarer Tumor, Schwellung eines Organs bedingt durch Ödembildung, Blutungen, Abhebung der Netzhaut, sowie Wucherung von Gewebe (‡ Morbus- Junius- Kuhnt)

R

Radiotherapie - Strahlentherapie mit Photonen, früher: Kobalttherapie, heute: verbessert mit Linearbeschleuniger
Resorption - Aufnahme (von Medikamenten im Gewebe)
Retina - Netzhaut (NH)
Retinitis pigmentosa - angeborene beidäugige progressiv-degenerative Erkrankung der Netzhautzellen insbesondere der Stäbchen, die zur Erblindung führt. (derzeit nicht behandelbar)
reversibel - rückgängig zu machen

S

Sensationen - Empfindungen
sensitiv - empfindend
sensorisch - auf die Aufnahme von Empfindungen bezogen.
Sklerose - Verhärtung, Verkalkung

Stäbchen - Zellen der Netzhaut, die Hell und Dunkel unterscheiden

Struktur - Gefüge ineinandergreifender und voneinander abhängiger Elemente und Funktionen.

strukturell - auf Struktur bezogen

Systemtherapie - Behandlungskonzept des gesamten Wahrnehmungssystems (Auge, Ohr usw.)

T

trineural - aus 3 Nervenelementen bestehend

Thermodynamik - Wärme (=Energie)- Lehre. Der 1. Satz bedeutet Erhaltung der Energie, der 2. Verbrauch bzw. Verlust von Energie ohne nützliche Arbeitsleistung (‡Entropie)

V

vasculär - gefäßbedingt

Vasoactiva - gefäßabdichtende Mittel

Vasodilatation - Gefäßerweiterung

visuell - auf das Sehen bezogen, sichtbar

visuelles System - Gesamtheit der Sehorgane (Augen, Sehnerv, Gehirn u.a.)

Z

Zapfen - Netzhautzellen, die für die zentrale Sehschärfe und das Farbsehen verantwortlich sind.

Zellularbiologie - Zweig der Biologie, die sich mit Prozessen der Zellaktivität befasst.